medical examination

健康診断で
肝臓の数値が
気になるとき読む本

武蔵野赤十字病院
副院長兼消化器科部長
泉 並木
Namiki Izumi

Numerical Value of Liver

medical examination

幻冬舎

はじめに

肝臓の病気というと、真っ先に「お酒の飲みすぎ」を思い浮かべ、「自分はお酒をたくさん飲まないから大丈夫」と考えている人がいます。しかし、肝臓の病気の原因は、お酒だけではなく、ウイルス、食べすぎ、薬など、さまざまです。

肝臓の病気は、自覚症状が現れにくく、自分で気づくのは難しいもの。肝臓の SOS を知る大きな手がかりになるのは、健康診断での肝機能数値です。

ただ、健康診断で異常を指摘されても、そのままにしてなにもしない人が多いのが現状です。例えば、脂肪肝だと注意されても、「みんな言われているし、たいしたことない」と考えてしまうのです。その結果、肝硬変や肝臓がんなどに進行するリスクが高くなってしまいます。異常を指摘されたら、早めに医療機関を受診しましょう。

治療の方法は、薬や手術だけではありません。食事や運動といった、生活習慣の見直しによって治癒するもの、それでしか治せないものもあります。

本書では、肝臓の病気や治療法に加え、「肝臓によい」生活のポイントも紹介しています。

みなさんが肝臓についての正しい知識を得、健康な生活をおくる助けになれば幸いです。

武蔵野赤十字病院
副院長兼消化器科部長
泉　並木

第1章
なにが正常？　なにが病気？　疑問を解決するQ&A

検査と気になる症状で肝臓のSOSを察知する

第2章
生活習慣を改善して肝臓を思いやる

日常生活で気をつけたい14のルール

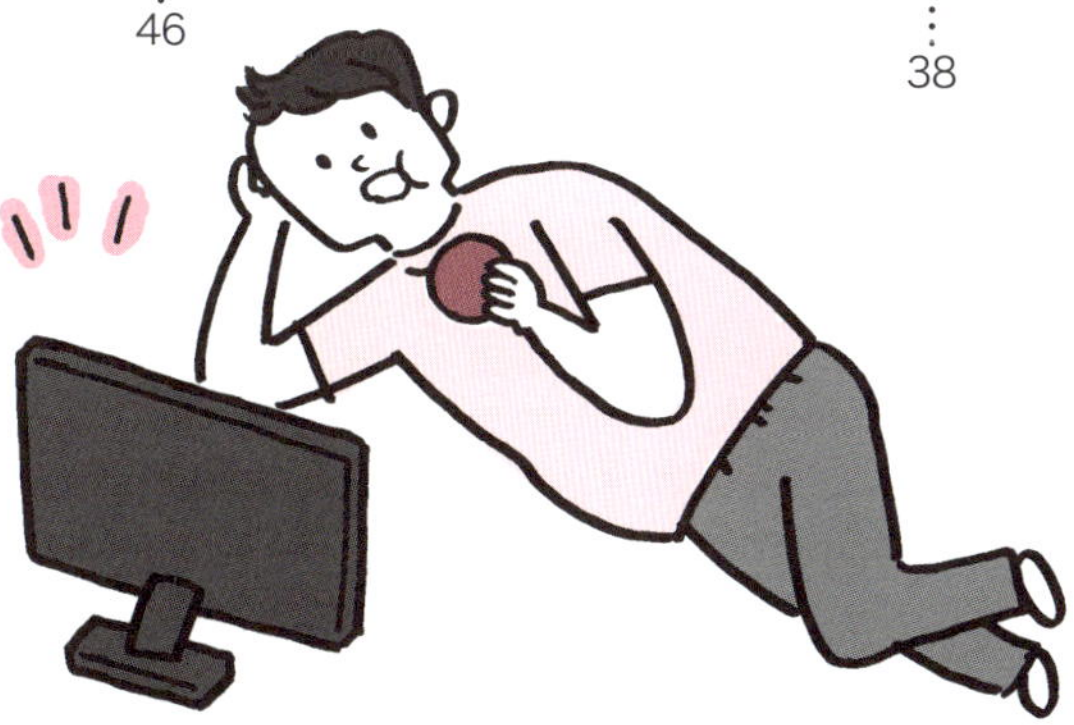

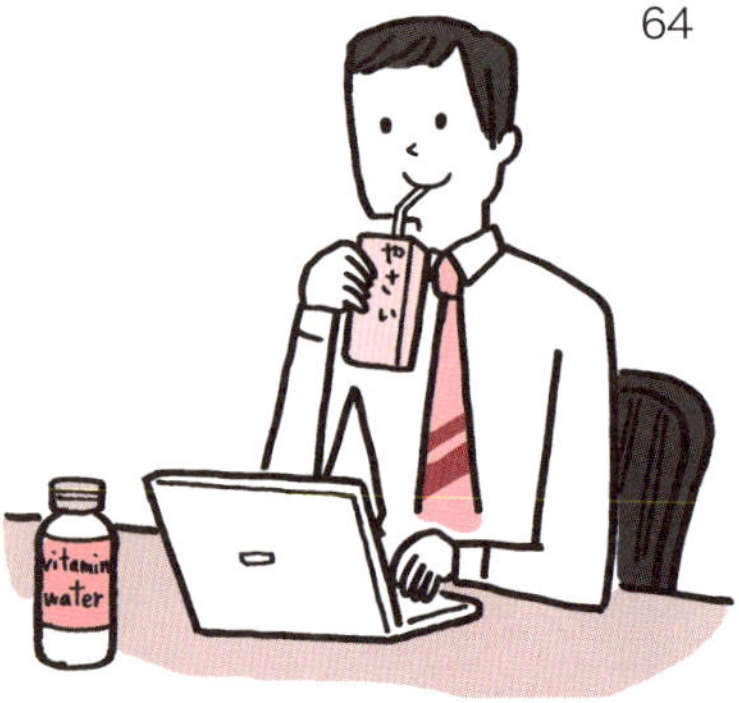
やさい
vitamin water

第3章
お酒だけが原因ではない!? 肝臓の病気について知る

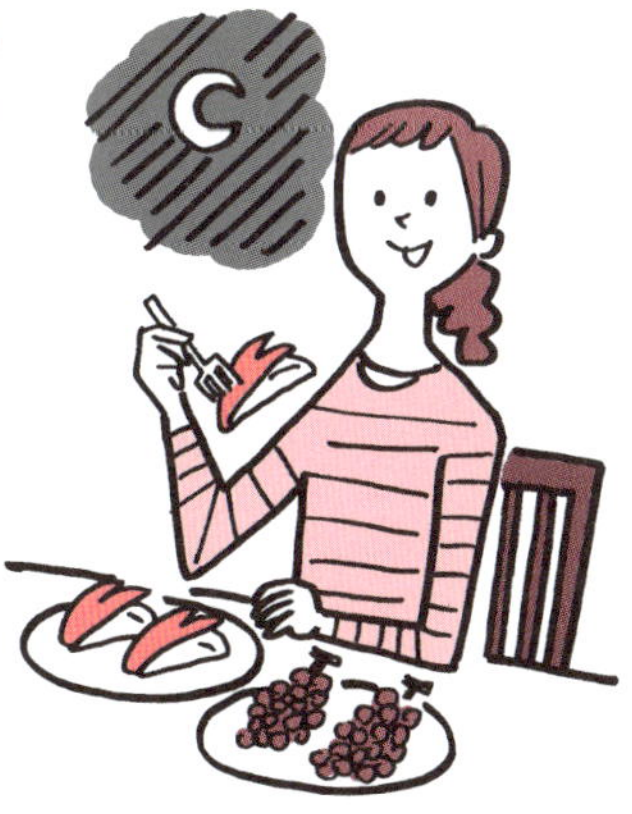

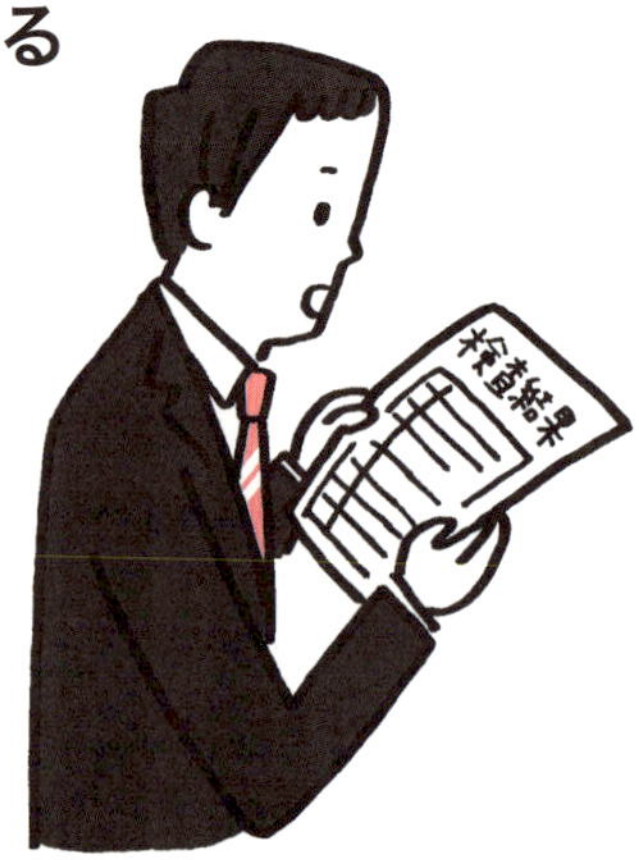
検査結果

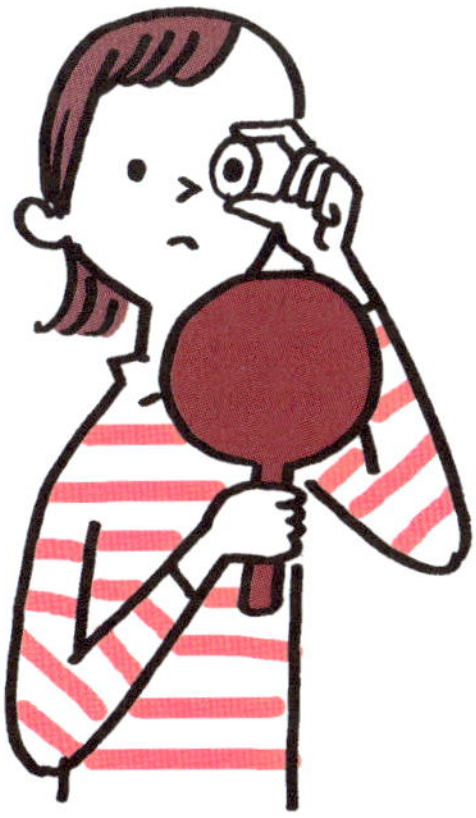

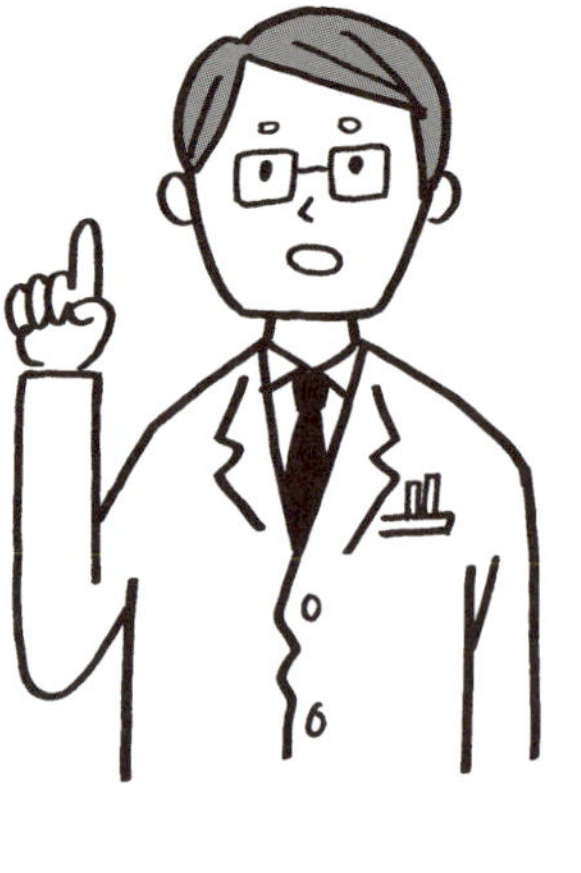

第1章

なにが正常？　なにが病気？
疑問を解決するQ&A

検査と気になる症状で
肝臓のSOSを察知する

実は、健康診断で指摘される数値で
もっとも多いのが、肝機能数値。
検査結果から何がわかるのか、
肝臓の病気と診断されたら
どのように治療は進むのか、
そもそも肝臓は
どんな働きをしているのか……。
基礎知識をもっておきたいものです。

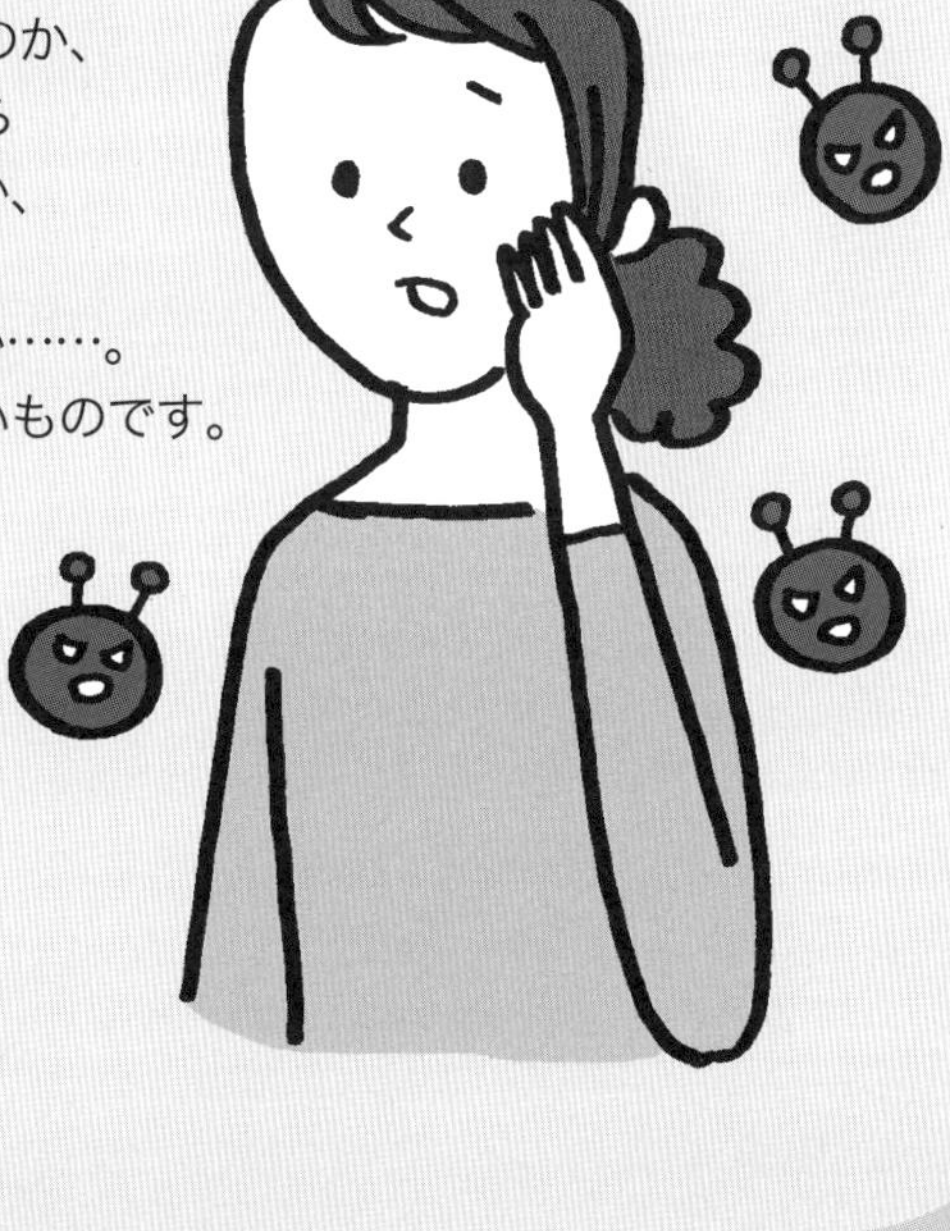

Q 血液検査の結果表には色々な数値があるけど、どの数値がどれくらい高いと危ないの？

A まずはＡＳＴ（ＧＯＴ）、ＡＬＴ（ＧＰＴ）に注目。セットで上昇すると危険なものもあります。

血液には肝臓の状態を知るヒントが満載

人体で最大の臓器である肝臓には、心臓から送り出される血液の約25％が流れ込んでいます。その血液中には、肝臓が栄養素の代謝や有害物質の解毒などの働きをする過程で生じるさまざまな物質が放出されています。

ですから、血液を調べることで、肝臓の状態がわかるのです。

単独では判断できないことも。数値はセットで見る

検査結果でまずチェックしたいのは、代表的な肝機能の指標であるＡＳＴ（ＧＯＴ）とＡＬＴ（ＧＰＴ）です。他にも項目がありますが、単独では判断できないものや肝機能が相当悪化してからでないと数値に表れないものもあります。ひとつの項目だけを見ずに、ＡＳＴやＡＬＴと併せて見ることが大事です。

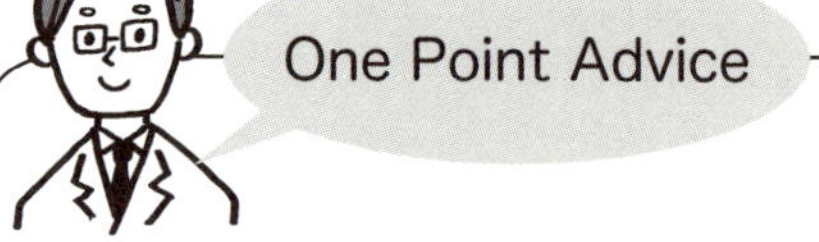

再検査は必ず受ける

肝臓は〝沈黙の臓器〟といわれるように、異常が起こっても症状が現れなかったり、風邪に似た症状しか出ないことも。検査で異常値が出たら、自覚症状がなくても、再検査を受けてください。

まず注目したい4つの数値

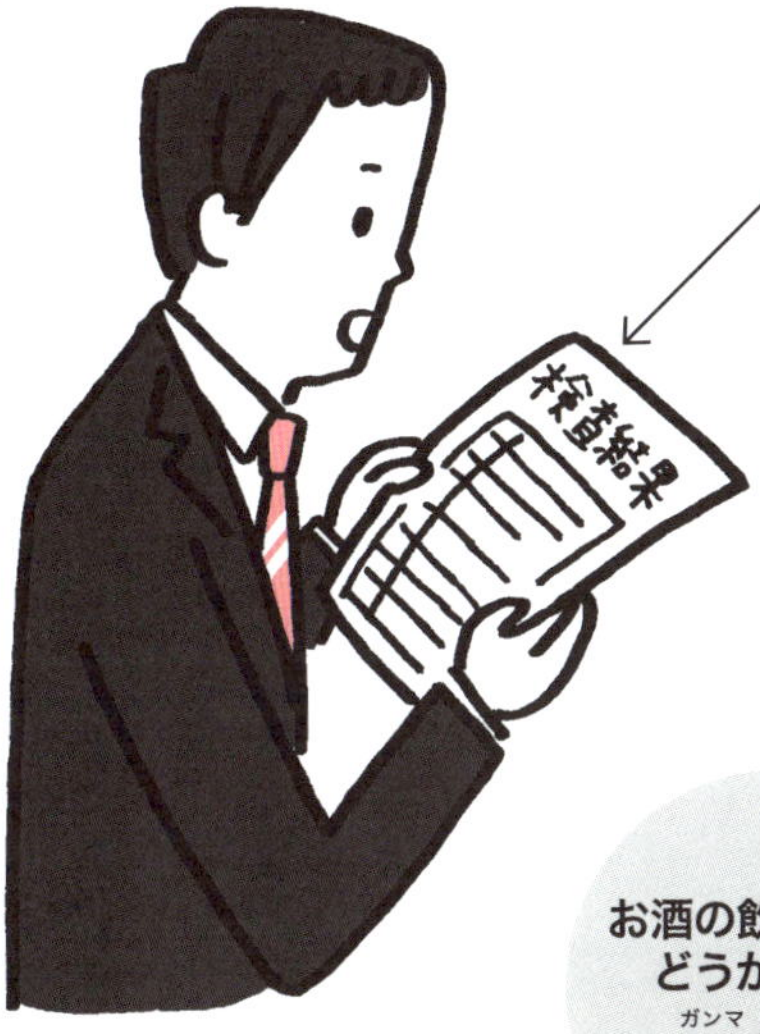

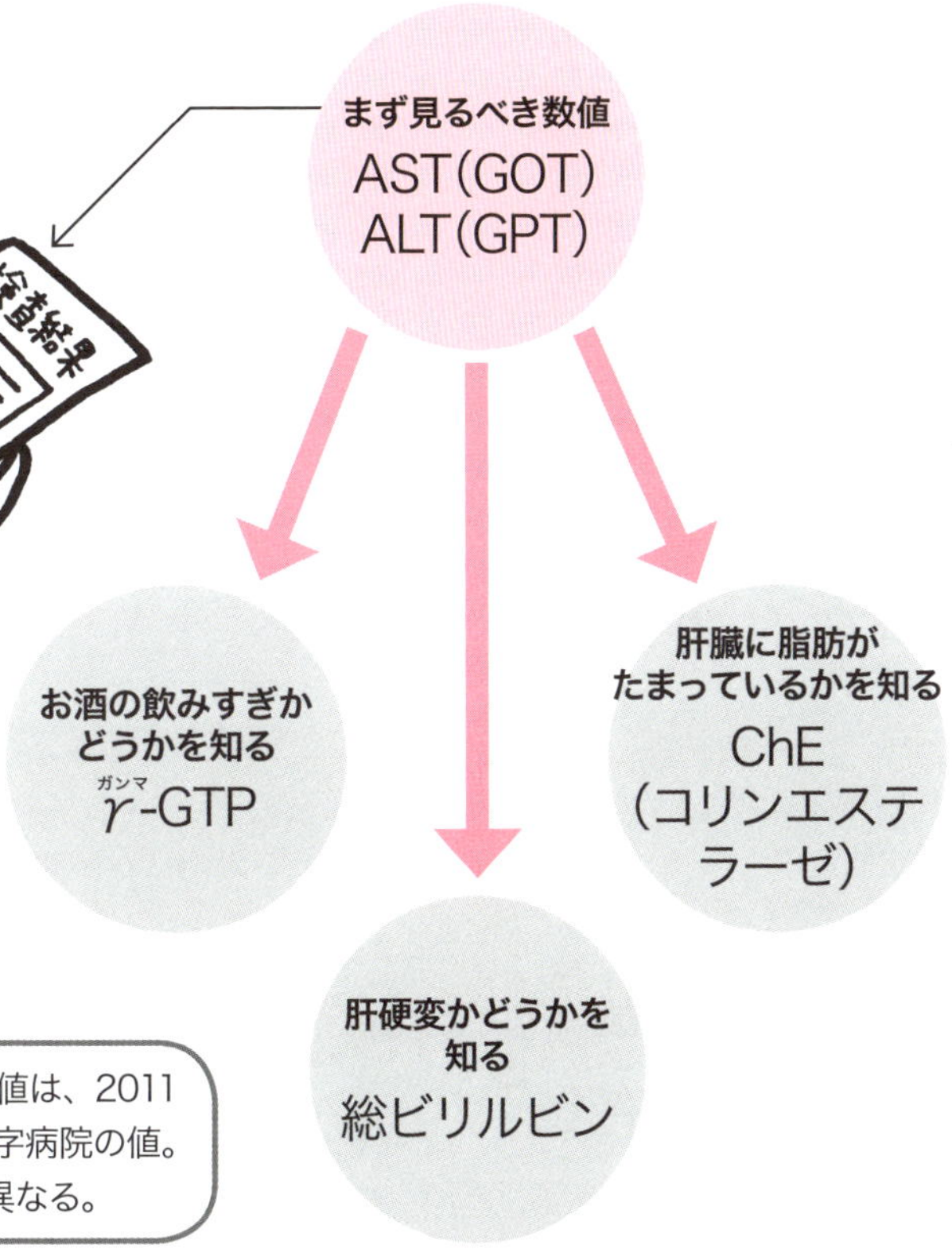

健康診断により検査項目は異なるが、AST、ALTは項目に含まれることが多い。

以下の肝機能数値の基準値は、2011年6月時点の武蔵野赤十字病院の値。医療機関により基準値は異なる。

1 AST(GOT)、ALT(GPT)

基準値
AST:34IU/ℓ以下
ALT:43IU/ℓ以下

基準値より高い
▼
肝機能が低下

肝細胞が壊れると数値が上昇する

どちらも肝細胞に含まれている酵素(たんぱく質)。肝機能に異常が起こり、肝細胞が破壊されると、これらの酵素が血液中に漏れ出てくるため、数値が上昇する。

基準値は病状ごとに異なる

基準値は医療機関や病状により異なる。ウイルス性肝炎の場合30 IU/ℓ以下が望ましく、脂肪肝の場合50 IU/ℓ以下でよいと考えられている。

2 γ《ガンマ》-GTP

基準値
男性：70IU/ℓ以下
女性：50IU/ℓ以下

200IU/ℓ以上
＋
AST、ALTが基準値より高い
▼
脂肪肝(p.92)　薬剤性肝障害(p.88)

お酒の飲みすぎで上昇。上がりやすい人、上がりにくい人がいる

胆管で作られ、解毒作用に関わる酵素。お酒を飲みすぎると数値が高くなる。ただし、上がりやすい人と上がりにくい人がいる。薬が影響することも。

AST、ALTとセットで上昇したら注意

γ-GTPが単独で高い場合には飲酒が原因と考えられる。❶（AST、ALT）とセットで上昇した場合は、脂肪肝や薬剤性肝障害などが疑われる。

3 ChE(コリンエステラーゼ)

基準値
109〜249IU/ℓ

基準値より高い
▼
脂肪肝(p.92)

基準値より低い
▼
進行した肝硬変(p.96)

高いと脂肪が肝臓にたまっている状態

ChEは、肝臓で作られる酵素。脂肪肝のマーカーであり、数値が高いときには肝臓に脂肪がたまっている。

低いと肝硬変が進んでいるおそれ

反対に、数値が低い場合は、酵素が少ないということ。肝機能がかなり低下して、酵素が作られにくくなっているといえる。進行した肝硬変などが疑われる。

4 総ビリルビン

基準値
0.4〜1.2mg/dℓ

1.2mg/dℓ以上
＋
AST、ALTが基準値より高い
▼
進行した肝硬変(p.96)

「黄疸《おうだん》」のもとになる色素

血中のヘモグロビンが分解されてビリルビンとなり、胆汁とともに排泄される。血液中に増えると、皮膚や白目などがビリルビンによって黄色っぽくなる（黄疸）。

単独での上昇は「体質性黄疸」

単独で高値の場合、先天的なビリルビン代謝異常である「体質性黄疸」のことが多く、肝臓の病気ではない。❶とともに高いときは、肝硬変が進行している可能性が高い。

そのほかの数値もヒントになる

プロトロンビン時間

基準値
11.5〜15.0秒

基準値より長い
＋
AST、ALTが基準値より高い
▼
肝機能がかなり低下

肝機能が低下すると血が固まりにくい

血液が固まるまでにかかる時間を調べる。肝機能が低下すると、血液を凝固させる因子であるプロトロンビンが減るので、時間がかかるようになる。

血清アルブミン

基準値
4.0〜5.1g/dℓ

基準値より低い
＋
γグロブリンが基準値より高い
＋
AST、ALTが基準値より高い
▼
慢性肝炎(p.78)
肝硬変(p.96)

肝臓で作られるたんぱく質で、健康なときにはγグロブリンよりも多い。慢性肝炎や肝硬変が進行すると、数値が低下する。

γ《ガンマ》グロブリン

基準値
13.2〜23.6%

基準値より高い
＋
血清アルブミンが基準値より低い
＋
AST、ALTが基準値より高い
▼
慢性肝炎(p.78)
肝硬変(p.96)

γグロブリンは免疫に関するたんぱく質。肝機能が低下すると、血清アルブミンが減り、γグロブリンが増える。

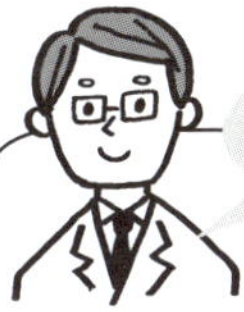

One Point Advice

肝機能の状態を示す物質は血しょうに溶け込んでいる

血液の液体部分である血しょうには、肝臓が代謝する酵素やたんぱく質などが溶けています。

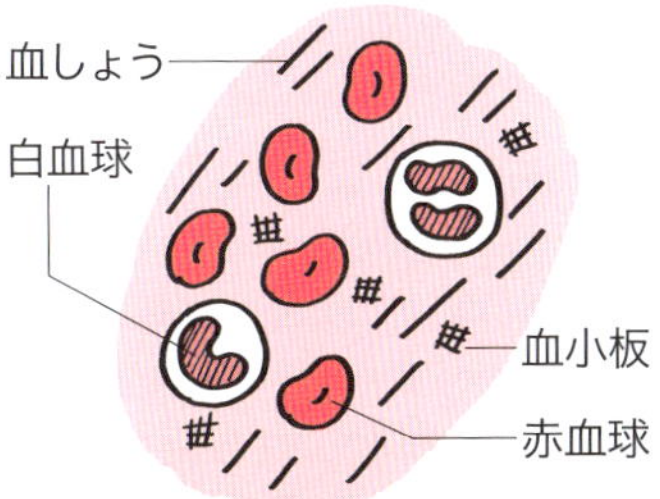

血小板数

基準値

15万/㎣以上

基準値より低い

＋

ウイルスマーカー検査でB型肝炎、
C型肝炎ウイルス感染がわかった

▼

かなり進行したB型肝炎、
C型肝炎(p.80、82)

肝臓が線維化《せんいか》して硬くなると減る

肝臓がダメージを受け、線維化してくると血小板が減少する。慢性肝炎や肝硬変の進行状態を調べるのに役立つ。

B型肝炎ウイルス、C型肝炎ウイルスに感染している場合は注意

ウイルス性肝炎の場合、血小板の数値が下がっていると、病気が進行しているサインとなる。肝炎ウイルスに感染していない場合には肝臓以外の病気が疑われる。ウイルス感染の状況を調べるウイルスマーカー検査(p.20)を受けるようにする。

LDH
(乳酸脱水素酵素)

基準値

121～223IU/ℓ

基準値より高い

＋

AST、ALTが基準値より高い

▼

肝機能が低下

体のいたるところにある酵素。AST、ALTと組み合わせて判断を

糖をエネルギーに変える働きをする酵素。体内のいたるところにある。少し運動をしただけでも数値が上がるので、❶(AST、ALT)とセットで判断する。

ALP
(アルカリホスファターゼ)

基準値

124～367IU/ℓ

基準値より高い

＋

AST、ALTが基準値より高い

＋

γ《ガンマ》-GTPが基準値より高い

▼

肝機能が低下

血液型がO型、B型の人は上がりやすい傾向がある

胆管で作られる酵素で、胆汁が流れにくいと数値が上昇するが、単独で高ければ骨などの病気の可能性もある。AST、ALT とγ-GTP も同時に上昇している場合に注意。

総コレステロール

基準値
120～220mg/dℓ

基準値より低い
＋
AST、ALTが基準値より高い
▼
肝機能がかなり低下

基準値より高い
＋
AST、ALTが基準値より高い
▼
脂肪肝(p.92)

肝機能がかなり悪くなると数値が下がる

コレステロールの多くは肝臓で合成されるので、肝硬変などが進行すると数値が低くなる。ただし、健康でも数値が低い人もいる。単独では判断できない。

脂肪肝の人は高くなりやすい

脂肪肝の人は肥満が多く、総コレステロール値も高いことが多い。ただし、数値が高くない人もいる。

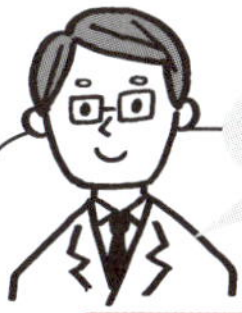

One Point Advice

血液検査に関するQ&A

Q 血液検査はどのくらいの頻度で受けるべき？

A とくに症状がなければ年1回でOK

とくに自覚症状がなければ、年に１回で十分です。肝臓の病気は症状が出にくいので、早期発見のためにも、定期的に検査を受けるようにしましょう。

気になる症状（p.27 ～）が出た場合には必ず医療機関にいきましょう。

Q 数値が急に上がったり、下がったりすることは？

A 急な変動はめったにない

肝臓の病気は、薬によるものやウイルス感染をのぞいて急な変化は起こりにくいものです。数値の急激な変動が起こることはほとんどありません。

心配な場合は医療機関へいき、医師の診察を受けると安心です。

Q 数値が高かったのは前日にお酒を飲んでしまったからですよね、きっと。

A 肝臓はお酒を分解するためだけの臓器ではありません。しくみと働きをおさえておきましょう。

辛《つら》くても働き続ける頑張り屋の臓器

肝臓の検査で異常値が出ると、「お酒を飲みすぎたせいだ」と考える人が多いのですが、原因はそれだけではありません。

たしかに、肝臓の役目のひとつはアルコールなどの有害物質を分解することですが、その他にも栄養素の代謝や胆汁の合成など多くの仕事をしています。

生命維持にかかせない臓器である肝臓は、自己修復能力が高く、多少のダメージを受けても働き続けることができます。そのため、自覚症状が出にくく、症状を感じる頃には肝臓が限界の状態に陥っていることも……。

肝臓のダメージに早期に気づく手がかりは、検査の数値しかありません。もし異常値が出たら、精密検査を受けて、原因を調べることが大事です。

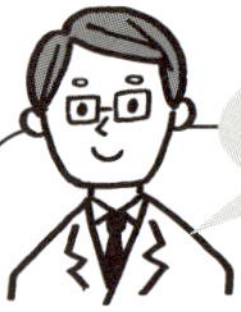

One Point Advice

肝臓・胆のう・すい臓は3つで1セット

食物が胃から十二指腸に送られると、肝臓で合成されて胆のうに蓄えられている胆汁と、すい臓で分泌されるすい液が混ざり合い、食物の消化を促します。

肝臓のしくみをおさえる

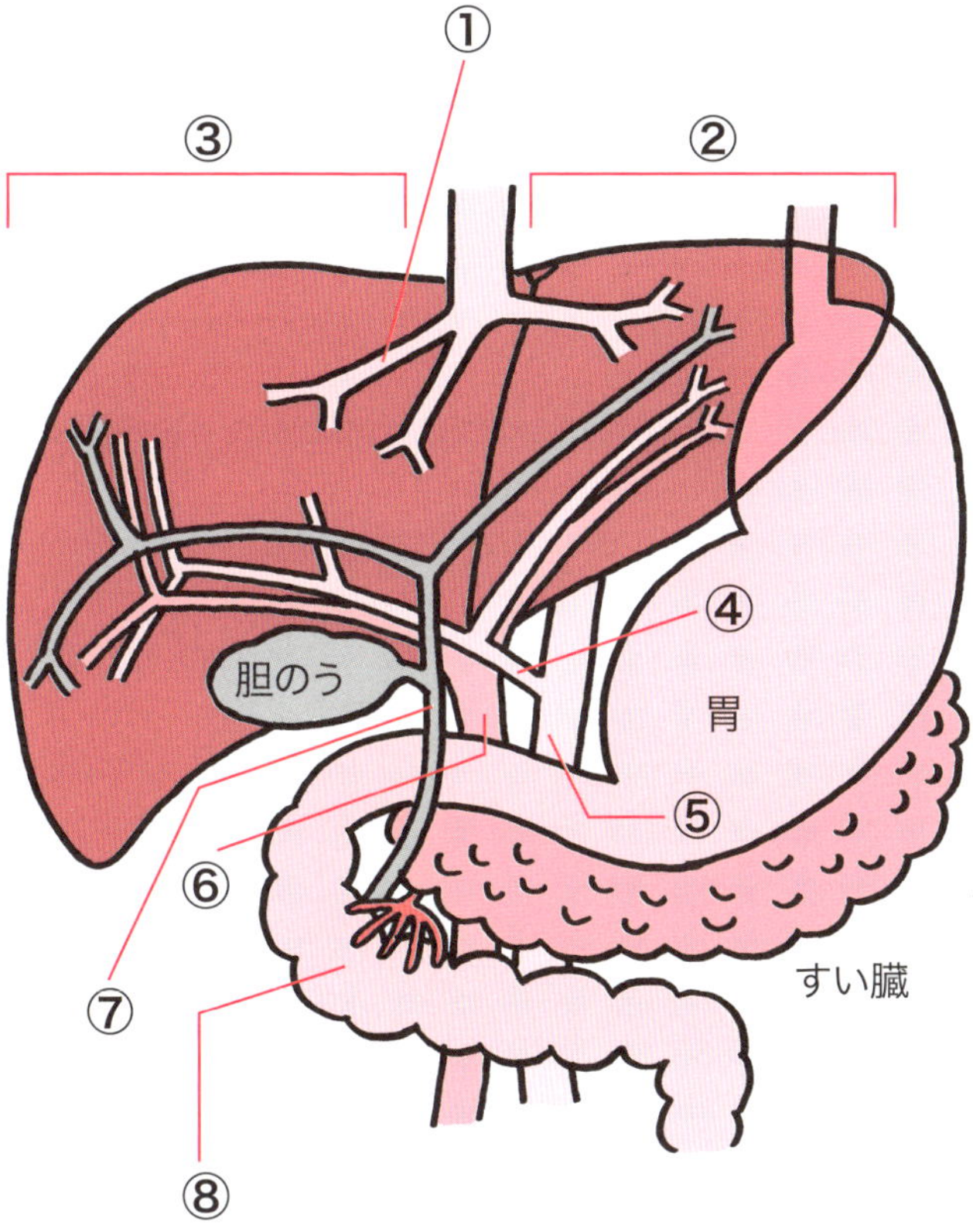

①肝静脈
肝臓で加工された栄養素をのせた血液が心臓に戻るときに通る血管。

②左葉

③右葉

④肝動脈
酸素をのせた血液の入り口。肝臓に入る血液の20%がここを通る。

⑤大動脈

⑥門脈
栄養素を含んだ血液の入り口となる血管。肝臓に入る血液の80%が門脈を通る。

⑦胆管
肝臓と胆のうをつなぐ管。肝臓で作られた胆汁を、胆のうに運び込むときに通る。

⑧十二指腸

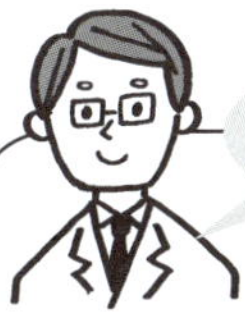

One Point Advice

体重の約50分の1を占める最大の臓器

みぞおちの右寄りに位置し、重さは成人では体重の 50 分の 1 程もあります。

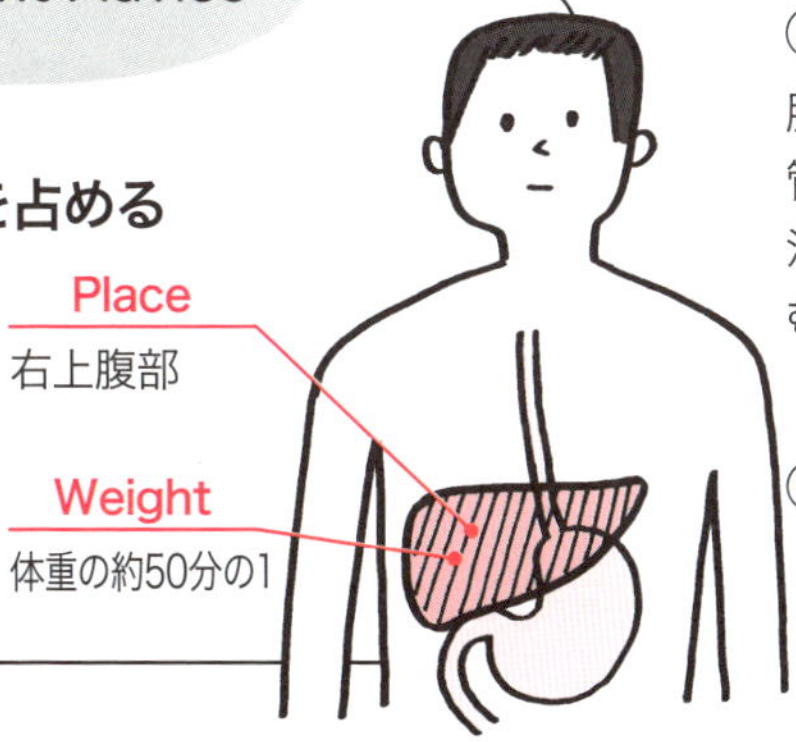

1分間に1000～1800mℓの血液が流れ込む

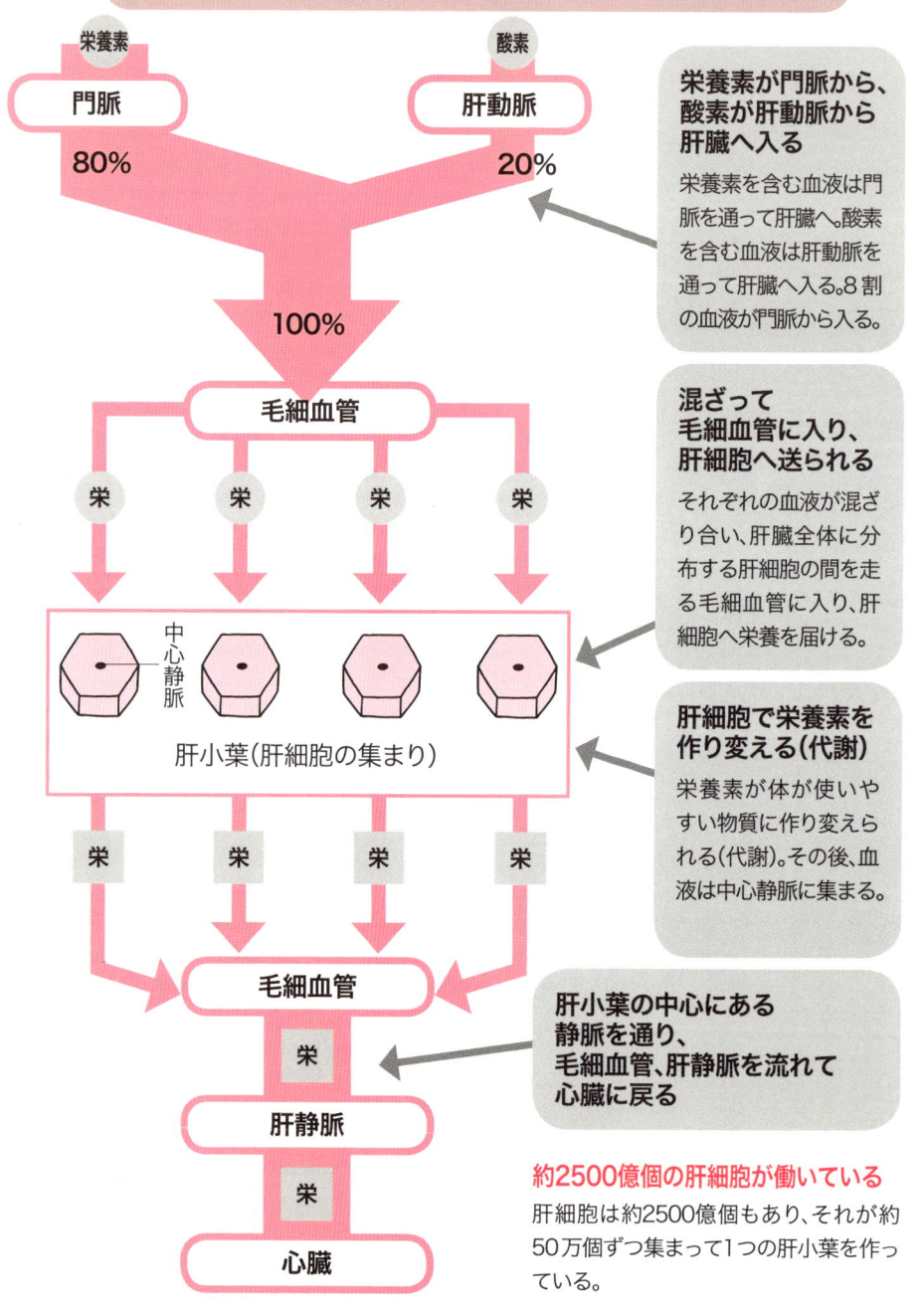

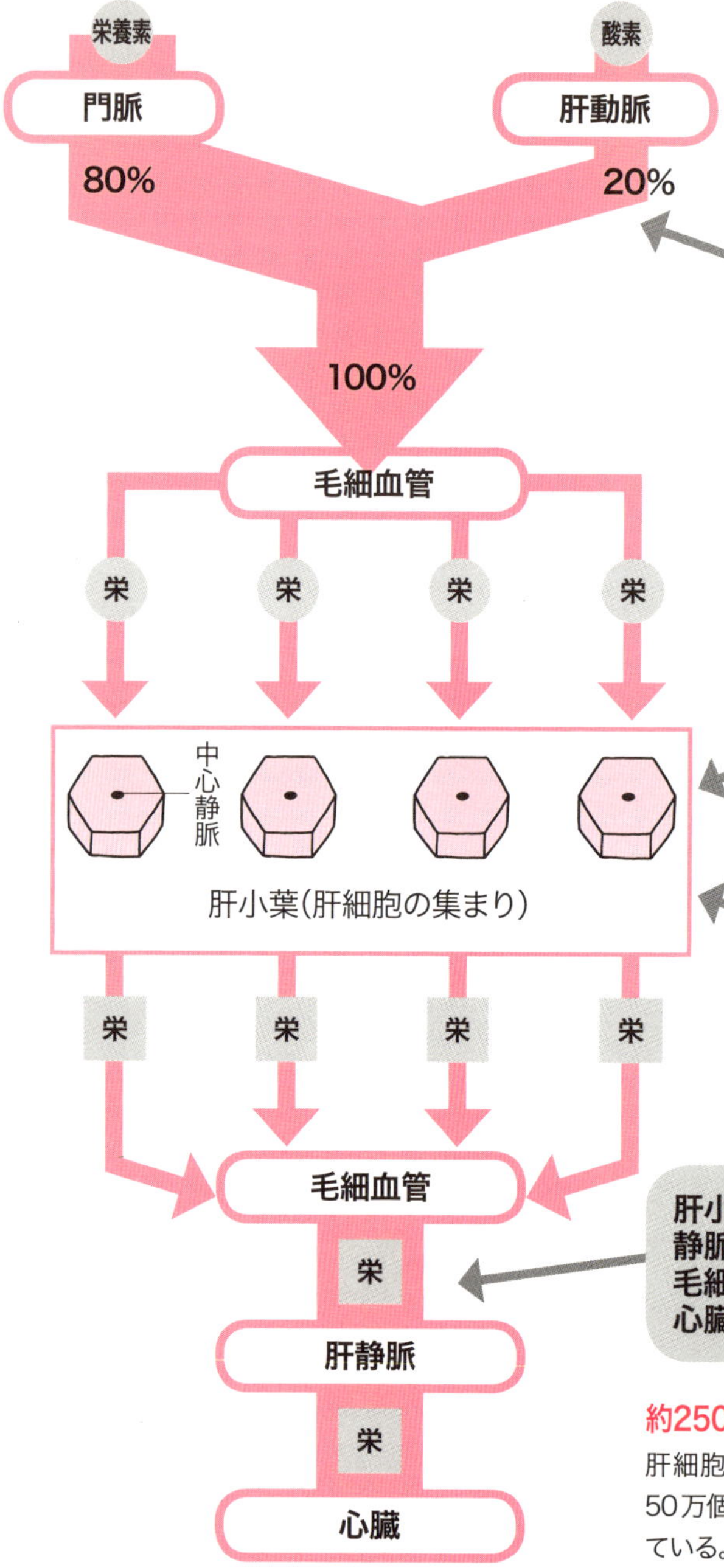

栄養素が門脈から、酸素が肝動脈から肝臓へ入る

栄養素を含む血液は門脈を通って肝臓へ。酸素を含む血液は肝動脈を通って肝臓へ入る。8割の血液が門脈から入る。

混ざって毛細血管に入り、肝細胞へ送られる

それぞれの血液が混ざり合い、肝臓全体に分布する肝細胞の間を走る毛細血管に入り、肝細胞へ栄養を届ける。

肝細胞で栄養素を作り変える(代謝)

栄養素が体が使いやすい物質に作り変えられる(代謝)。その後、血液は中心静脈に集まる。

肝小葉の中心にある静脈を通り、毛細血管、肝静脈を流れて心臓に戻る

約2500億個の肝細胞が働いている

肝細胞は約2500億個もあり、それが約50万個ずつ集まって1つの肝小葉を作っている。

年中無休！ 3つのおもな仕事

仕事1 体で使いやすいように**栄養を代謝する**

食べ物から摂取した栄養素は、そのままの形では使うことができない。そこで、胃や腸で消化・吸収された後に肝臓に運ばれ、体が使いやすい形に作り変えられる。例えば、糖質はブドウ糖に分解された後、肝臓でグリコーゲンに代謝され、エネルギー源となる。

	糖質	脂質	たんぱく質
胃で	吸収されやすいよう粉々に		
腸で	ブドウ糖に分解	脂肪酸、グリセロールに分解	アミノ酸に分解
肝臓で	グリコーゲンに作り変える	コレステロール、リン脂質、中性脂肪に合成	アミノ酸を組み合せてたんぱく質に再合成
その後	エネルギーの源に	細胞膜などの材料に	筋肉、臓器のもとに

仕事2 有害物質を**解毒する**

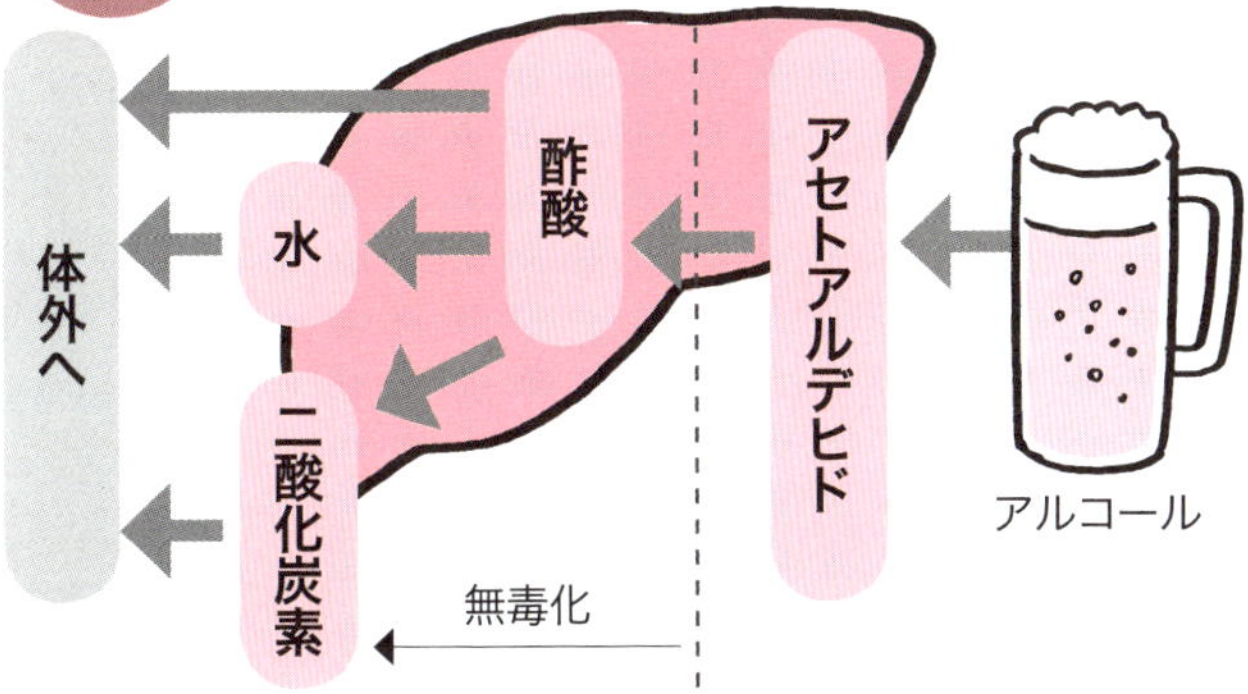

体内にとり入れられた薬やアルコールなどの有害物質を無毒化したり、体内で生じたアンモニアを排出している。例えば、アルコールは肝臓で有害物質のアセトアルデヒドに分解された後、無毒な酢酸に変えられ、最終的には水と二酸化炭素として排泄される。

仕事3 脂肪の消化・吸収のための**胆汁を作る**

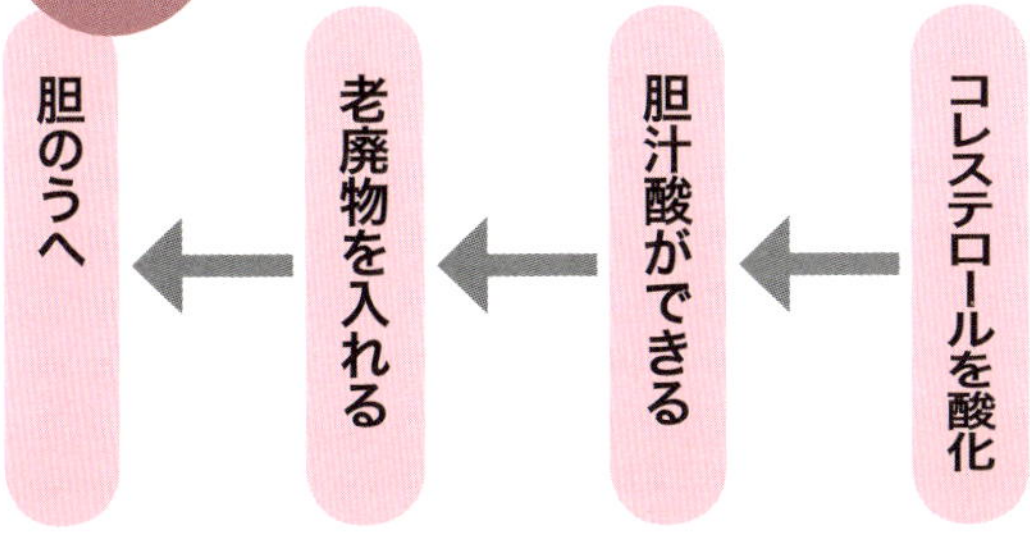

肝細胞内でコレステロールを酸化して胆汁酸を作り、古い赤血球が分解されたときに生じるビリルビンなどを混ぜて、胆汁を合成する。胆汁は脂肪の消化・吸収に必要な消化液だが、肝臓はこれを作る過程で、同時に有害物質の処理もおこなっている。

Q 肝機能数値は正常なのに、肝炎ウイルスに感染していることがあると聞きました。どう調べるの？

A 肝炎ウイルスに感染しても発症しないケースも（無症候性キャリア）。血液をとって調べる「ウイルスマーカー検査」があります。

感染しても無自覚。検査は必ず受けて

ウイルス性肝炎とは、肝炎ウイルスに感染することで肝臓に炎症が起こる病気です。重症になるまで自覚症状がないケースや、感染していても肝臓に炎症が認められないケース（無症候性キャリア）もありますが、放っておいてはいけません。肝炎ウイルスは輸血だけでなく、献血や性行為でも感染するので、気づかぬうちに他人へうつしてしまうおそれがあるのです。

感染の有無は、採血をして調べるウイルスマーカー検査でわかります。職場の健康診断や人間ドックには含まれていないことが多いですが、自治体によっては無料で受けられるところもあります。自費だとしても大きな負担にはならないことが多いので、まずは一度、早めに検査を受けることをおすすめします。

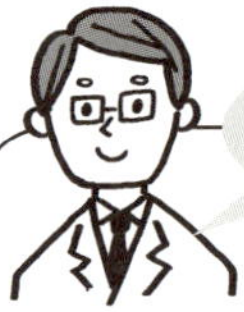

One Point Advice

ウイルスマーカー検査は保健所に問い合わせを

保健所では、条件を満たせば無料で受けられることもあります。まずは問い合わせてみましょう。医療機関の場合、保険適用になるところと自費のところがあります。

まずは「抗原」「抗体」のしくみを知る

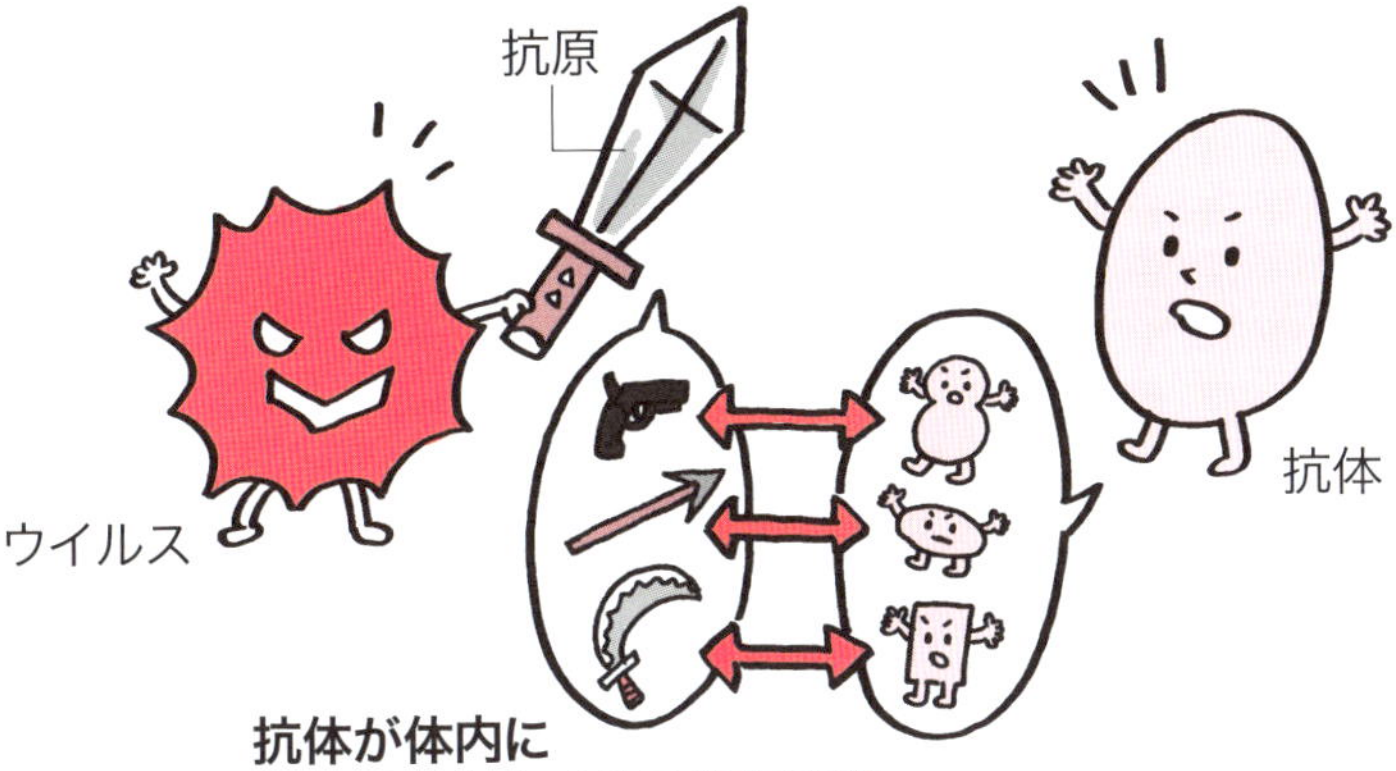

抗体が体内に入ってきたウイルスを無毒化

ウイルスに感染すると、ウイルスのもつたんぱく質「抗原」に対して、体内で「抗体」というたんぱく質を作り、異物を無毒化しようとする。これを免疫反応という。

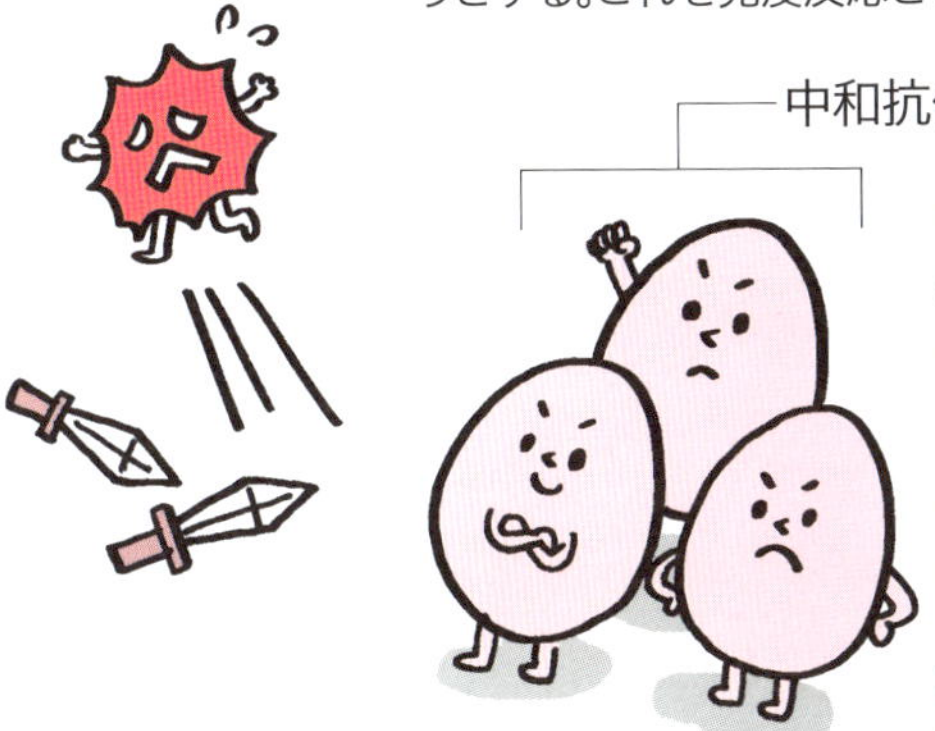

ウイルスに感染した証拠になる感染抗体

ウイルスに感染すると体内で感染抗体が作られ、血液中に出てくる。感染抗体そのものには感染を防ぐ働きは備わっておらず、感染しているかどうかの指標になる。

抗原がいなくなっても抗体は残る

抗原が排除された後も抗体は残る。抗体の一種「中和抗体」が、再びウイルスが侵入したときに無毒化する。

＜ウイルスの構造＞

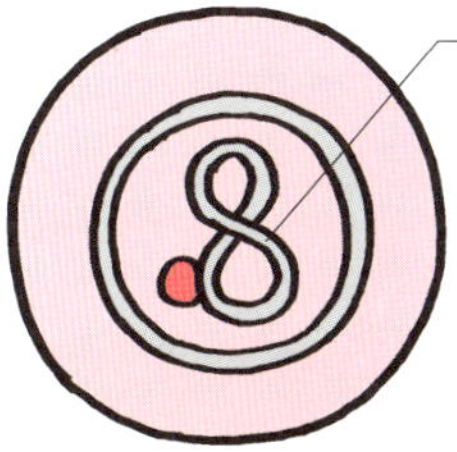

これを見ることでウイルスの型、活動の状態がわかる

ウイルスの核や表面にある抗原や抗体の有無を見て、ウイルスの型や感染の状態を調べる。

「＋だからダメ」「－だから安心」ではない

ウイルスマーカー検査では、陰性(－)か陽性(＋)かで、ウイルスの有無、いつ感染したか、感染力の強さなどがわかる。

アイコンの見かた

- 心配なし
- すぐに治療が必要
- 注意

A型肝炎のウイルスマーカー

病気についてはp.86

IgM-HA抗体

抗体の有無で、A型肝炎ウイルスによる急性肝炎を発症しているかを判断。

＋だと……
急性肝炎を発症している

IgG-HA抗体

A型肝炎ウイルスに対する中和抗体(p.21)ができているかがわかる。

＋だと……
今後は感染しない

B型肝炎のウイルスマーカー

病気についてはp.82

HBs抗原

B型肝炎ウイルス表面のたんぱく質。陽性ならB型のウイルスに感染。

－だと……
過去も現在も感染なし

＋だと……
過去に感染の可能性

HBe抗原 **HBe抗体**

ウイルスの活動が活発かどうか（感染力の強さ）がわかる。

抗原が＋
感染力の強いウイルスに感染中

抗体が＋
感染中だが感染力は弱い

HBV-DNA

B型肝炎ウイルスの遺伝子。ウイルスの存在や量などがわかる。

C型肝炎のウイルスマーカー

病気についてはp.80

HCV抗体

C型肝炎ウイルスに対する抗体。値により感染時期がわかる。

－だと……
過去も現在も感染なし

＋で低値
過去に感染の可能性

＋で高値
現在感染の可能性

HCV-RNA

C型肝炎ウイルスの遺伝子。ウイルスの存在や量などがわかる。

－だと……
過去に感染あり、現在は感染なし

＋だと……
治療が必要

E型肝炎のウイルスマーカー

病気については p.87

IgM-HE抗体

IgG-HE抗体

IgM-HE抗体が＋→感染直後、
IgG-HE抗体が＋→感染後時間が経過。

2つとも－だと…… 過去も現在も感染なし

1つ以上＋だと…… 感染している

HEV-RNA

E型肝炎ウイルスの遺伝子

＋だと…… 現在感染している

D型肝炎のウイルスマーカー

病気については p.87

IgM-HDV抗体

IgG-HDV抗体

IgM-HDV抗体が＋ならば急性肝炎、
IgG-HDV抗体が＋ならば慢性肝炎。

2つとも－だと…… 過去も現在も感染なし

1つ以上＋だと…… 急性肝炎、慢性肝炎の可能性

HDV-RNA

D型肝炎ウイルスの遺伝子

＋だと…… 現在感染している

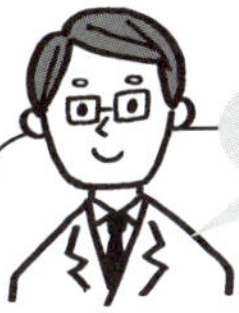

One Point Advice

がんの発見のヒントになる「腫瘍マーカー検査」

AFP
慢性肝炎や肝硬変で上昇。胎児の血清中にあるが、成人後は消失。

PIVKA-II
異常なプロトロンビン（血液凝固因子）。ビタミンK 欠乏時にも上昇。

AFP-L3分画
AFP に比べて、より肝臓がんに特異的に増加する。

血液を調べれば、肝臓がんの可能性についてもわかります。がんがあると、血液中に特殊なたんぱく質が増加するので、それらの量が指標（マーカー）となります。肝臓がんのおもな腫瘍マーカーは、AFP、PIVKA- II 、AFP-L3 分画です。

これらの数値が高いときには肝臓がんの可能性がありますが、他の原因でも高くなることがあるので、診断はつきません。異常値が出た場合は、超音波検査（p.25）などの画像検査もおこなったうえで診断をします。

Q 精密検査を受けるよう医師に言われました。どんな検査を受けるの？

A 超音波やX線を使って肝臓のようすを外側から見る画像検査や、組織を採取する検査などがあります。

現在の肝臓のようすをチェックできる検査

血液検査では、血液中の成分から肝臓の状態を推測することができますが、病気の断定まではできません。疑わしい場合には、精密検査をして、より詳しく調べていきます。

まず、肝臓の状態を体の外側から見て調べる画像検査をおこないます。腹部超音波検査（腹部エコー）やＣＴ検査、ＭＲＩ検査、血管造影検査などがあります。

画像検査だけでは病気の進行度がわからないときに、腹腔鏡検査や肝生検《かんせいけん》によって、肝臓を直接調べ、診断をします。

これらの検査は、通常は保険が適用されます。手軽な腹部エコーや、ＣＴ検査、ＭＲＩ検査は、外来で受けることができます。血管造影検査、腹腔鏡検査、肝生検などは入院が必要です。

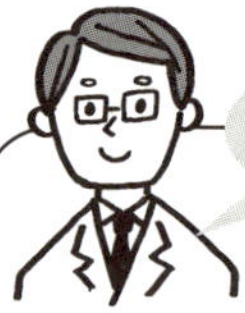

One Point Advice

体への負担が大きい肝生検よりも画像診断が増えている

肝生検は肝硬変や肝臓がんの状態を知るのに役立ちますが、体への負担が大きいので、診断目的でおこなうことは減っており、画像診断が増えています。

肝臓のようすを外側から調べる画像検査

腹部超音波検査（腹部エコー）

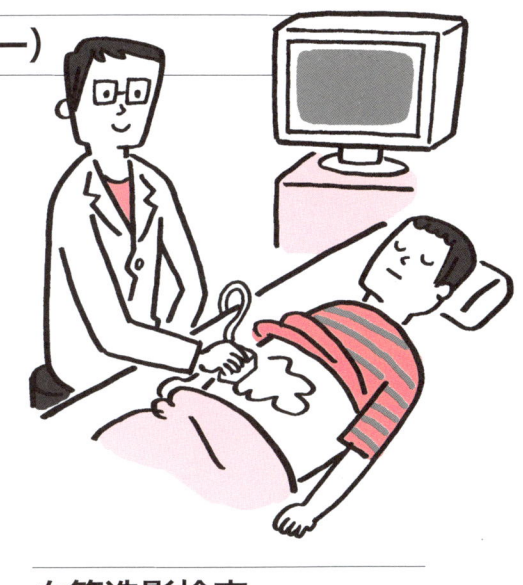

機械を体にあてるだけの手軽な検査

腹部の表面に超音波発信機をあて、内臓に反射する超音波をとらえて画像化する。肝臓の大きさ、形、脂肪のつき具合などを確認できる。健康診断に含まれることも。

さらに詳しく

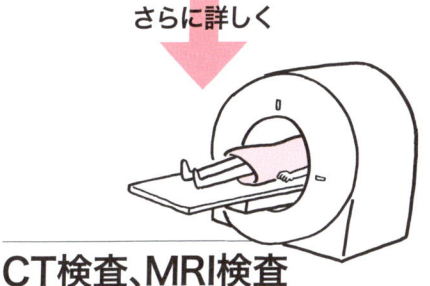

CT検査、MRI検査

さまざまな角度から体内を見られる

CT 検査は体にX 線を照射し、横断面（輪切り）画像を得る。MRI は強力な磁場に体を置き、体内の様子を画像化。

血管造影検査

カテーテルを通して造影剤を入れ、血管をチェック

肝臓の血管に入れたカテーテルから造影剤を注入し、X 線撮影をする。血管のようすがわかり、肝硬変や肝臓がんの診断に有効。

肝臓そのものを直接調べる検査

腹腔鏡検査

腹部にあけた穴から肝臓のようすを見る

腹部に直径1㎝程度の小さな穴をあけて、そこから腹腔鏡（内視鏡）を挿入し、肝臓の表面や色などを直接観察する。同時に、肝生検をおこなうことも。

肝生検

超音波検査で確認しながら組織を採取

肝臓の組織を一部だけ採取し、細胞を顕微鏡で観察する。各検査法のなかでもっとも精度は高いが、身体的負担が大きいなどリスクもある。

Q 風邪のような症状が続いています。友人に「肝臓の病気では?」と言われましたがそんなことあるの?

A 肝臓の病気の初期症状には風邪に似たものも。長引くようなら必ず医師の診察を受けましょう。

肝臓には痛みを感じる神経がない

肝臓病になっていても、初期には自覚症状がほとんどありません。肝臓には痛みを感じる神経がないうえ、ダメージを受けても自ら修復する機能が働くからです。

「ただの風邪」「疲れただけ」ではないかも!?

ただし、まったく症状がないわけではなく、だるい、疲れがとれない、食欲がない、発熱が続くなど、風邪に似た症状が現れることがあります。

もっともわかりやすいのは、朝一番の尿が紅茶のような赤茶色をしていることです。これは病気が進んでいるサインなので要注意。

これらは肝臓の病気に特有のものではありませんが、どんなささいな症状でも見逃さないことが肝臓病の早期発見につながります。

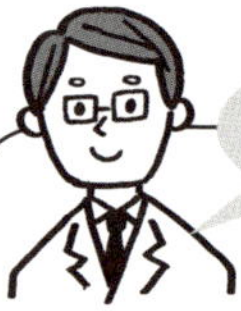

One Point Advice

肝臓がアルコールを分解しきれないと二日酔いに

お酒を飲みすぎると、肝臓でアルコールを分解する作業が追い付かず、有毒なアセトアルデヒドが体内に残ってしまうため、二日酔いの症状が現れます。

風邪のような症状だが、実は肝臓が弱っているのかも

以下のような症状が長引くときは、肝臓病の可能性も。当てはまる項目があれば、Answer(p.29)を読んでみましょう。

Check1

- [ ] 朝起きたときの尿の色が紅茶のような色をしている

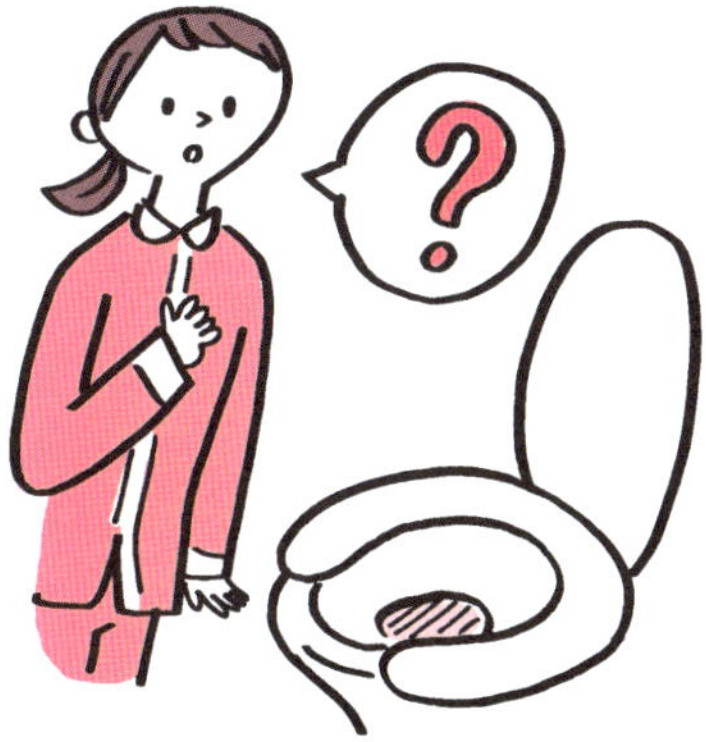

Check2

- [ ] お酒を飲みたくない、お酒がまずく感じる

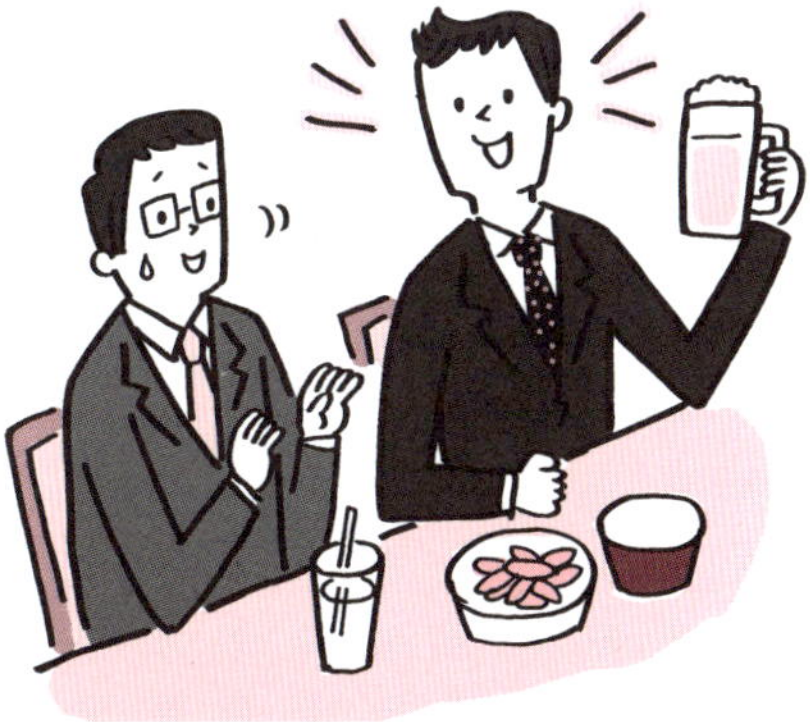

Check3

- [ ] 食欲不振、油っこい物を食べたくない

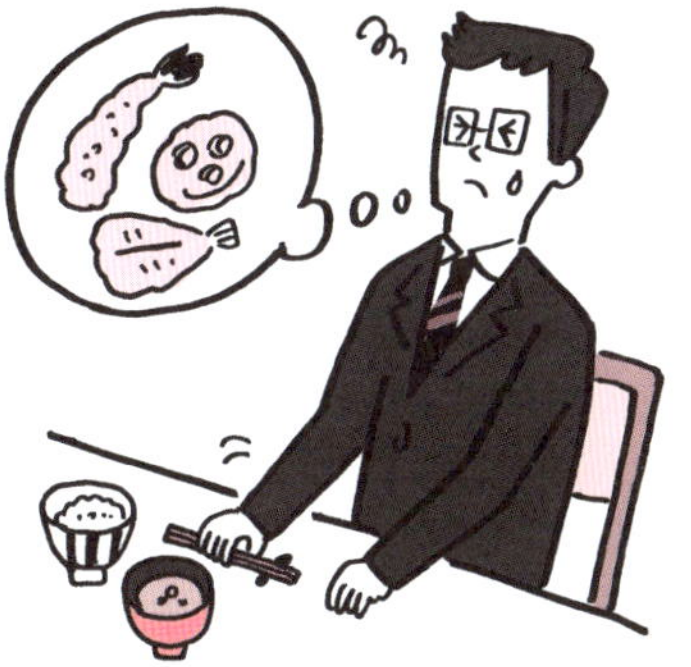

Check4

- [ ] 38度以上の発熱が続く

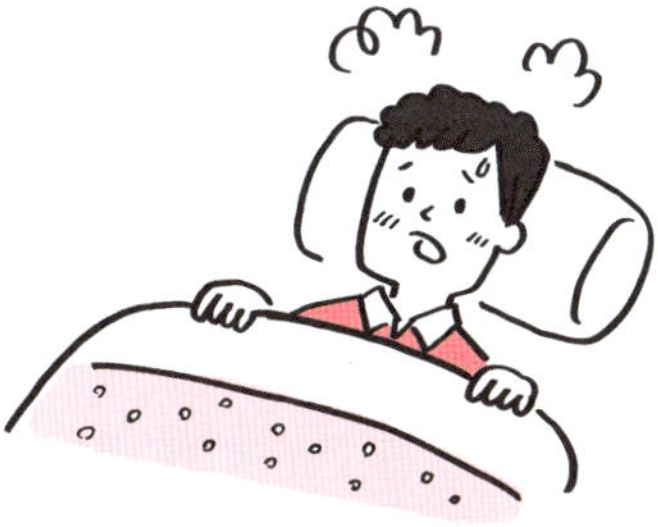

Check5

□ 食べ物の匂いを
嗅いだだけで吐き気がする

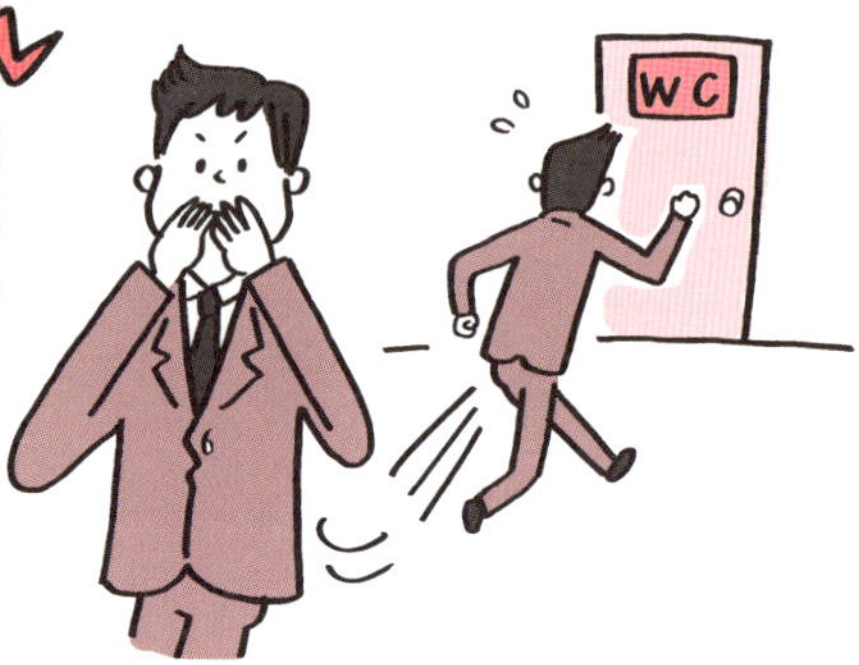

Check6

□ 体重が減った

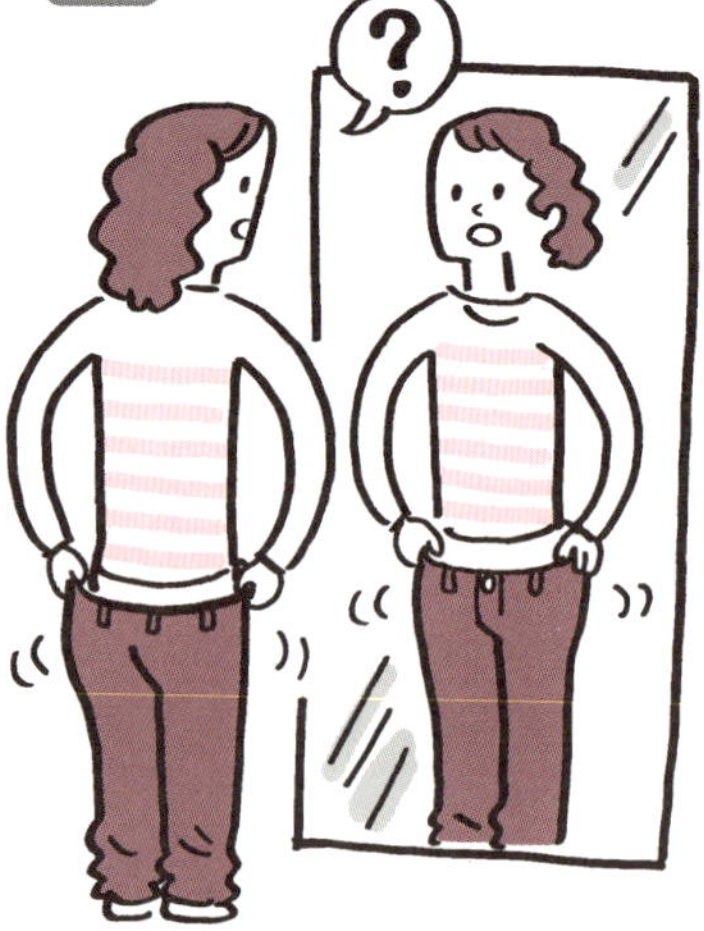

Check7

□ 痔になる

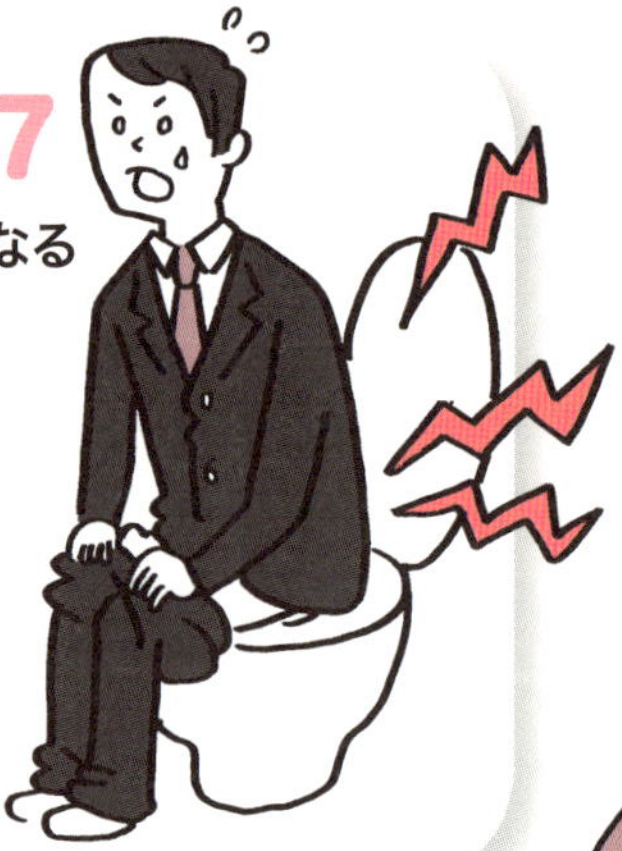

Check8

□ だるい、なかなか疲れが
とれない（とくに夕方）

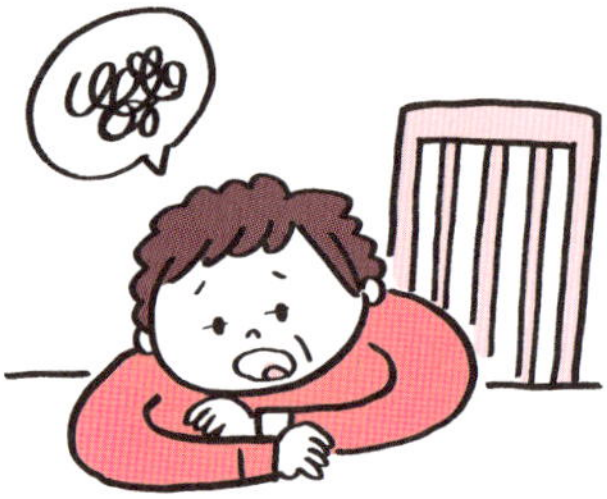

Check9

□ 夜によく眠れない

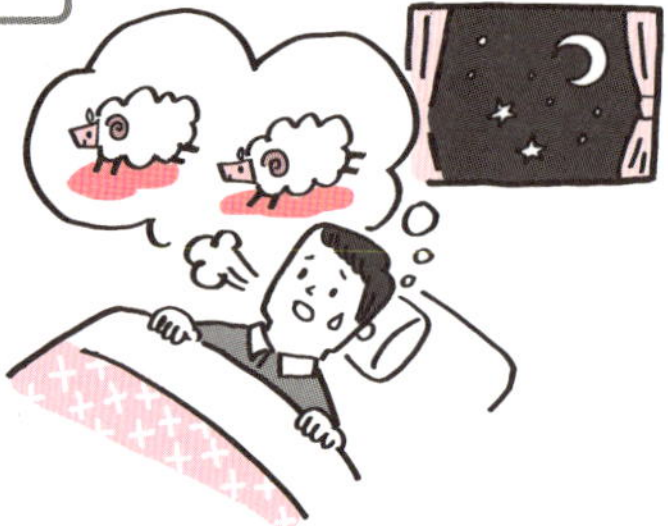

その裏には肝臓の病気が……?!

Answer1 急性肝炎

急性肝炎で黄疸《おうだん》の手前にあらわれる症状

急性肝炎(p.78)などによって黄疸(p.33)が出る数日前から、朝一番の尿が紅茶色になることが。

Answer2 アルコール性肝障害 肝硬変

肝機能が低下している

肝機能が低下している証拠。アルコール性肝障害(p.90)や、肝硬変(p.96)が疑われる。

Answer3 肝硬変など

急性肝炎、慢性肝炎、肝硬変などが疑われる

急性肝炎や慢性肝炎(p.78)、肝硬変(p.96)、体重が減っているなら、肝臓がん(p.100)の可能性も。

Answer4 急性肝炎 薬剤性肝障害

急性肝炎に特徴的な症状

風邪でもないのに、38度以上の高熱が続くのは、急性肝炎(p.78)か、薬によるアレルギー(p.88)が疑われる。

Answer5 急性肝炎

急性肝炎の初期に現れる

急性肝炎(p.78)の初期には、胃に異常はないのに吐き気がすることがある。

Answer6 肝硬変 肝臓がん

肝硬変や肝臓がんだとダイエットしていなくても体重が減る

肝硬変(p.96)や肝臓がん(p.100)の場合、食欲不振が続いたり、体重が減少することがある。

Answer7 慢性肝炎 肝硬変

肝硬変で静脈の循環障害が起こっているかも

肝硬変(p.96)によって肛門周囲の静脈に循環障害が起こると、痔になったり、出血することも。

Answer8 慢性肝炎 肝硬変

慢性肝炎や肝硬変に多い

慢性肝炎(p.78)や肝硬変(p.96)が原因で、すぐに疲れたり、疲れがとれないと感じることが多い。

Answer9 肝硬変

肝硬変の合併症、肝性脳症《かんせいのうしょう》かも

肝性脳症(p.98)の初期症状として夜に目が冴えて、昼間は眠い、といった昼夜逆転が起こることがある。

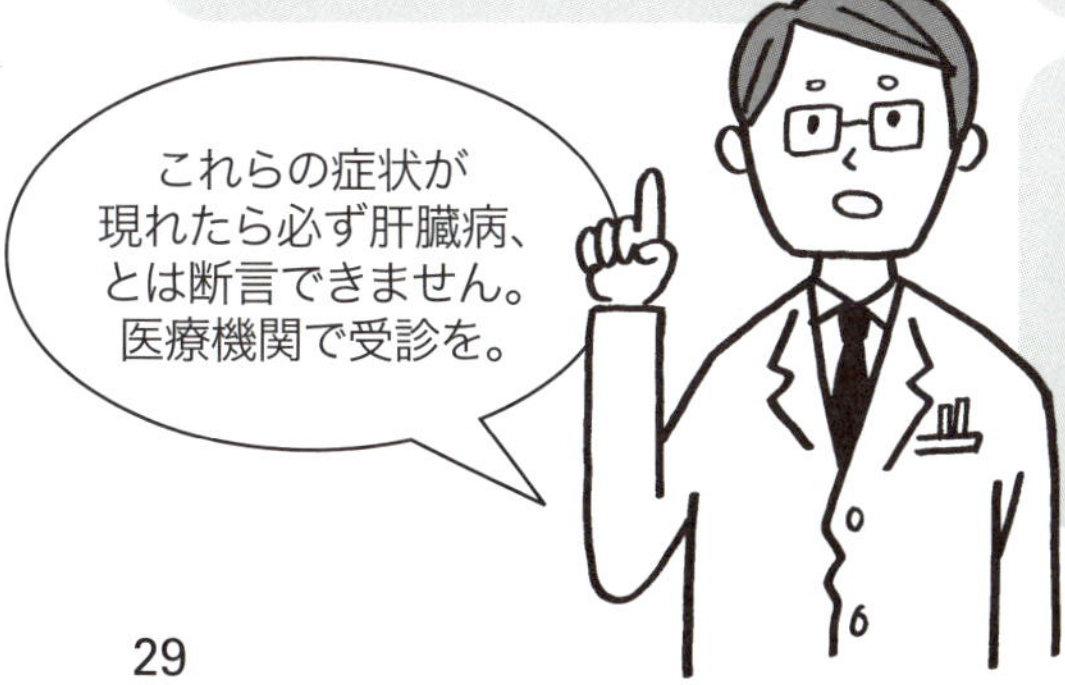
これらの症状が現れたら必ず肝臓病、とは断言できません。医療機関で受診を。

Q 白目が黄色っぽくなっている気が……。これって医療機関にいくべき？

A 肝機能がかなり低下すると現れる「黄疸《おうだん》」の症状です。すぐに医療機関で診察を受けましょう。

かなり症状が進むと現れる「黄疸」「腹水《ふくすい》」

白目が黄色っぽくなるのは、「黄疸」の症状です。肝臓病に特徴的な症状で、肝機能が低下すると現れます。最初は白目に起こることが多く、やがて皮膚も黄色みを帯びてくることがあります。黄疸のほか、肝硬変の合併症であるお腹に水がたまる「腹水」や「肝性脳《かんせいのう》症《しょう》」なども深刻なサインです。

これらの症状があるときには肝臓の病気が進行しており、場合によっては命に関わることも。至急、医療機関を受診してください。

注意したいのは、肝臓病が悪化していても、こうした症状が現れるとは限らないことです。ウイルス性肝炎などでは、無症状のまま進行して慢性肝炎から肝臓がんに至ることもあります。症状や検査値で気になることがあったら、自己判断をせずに受診しましょう。

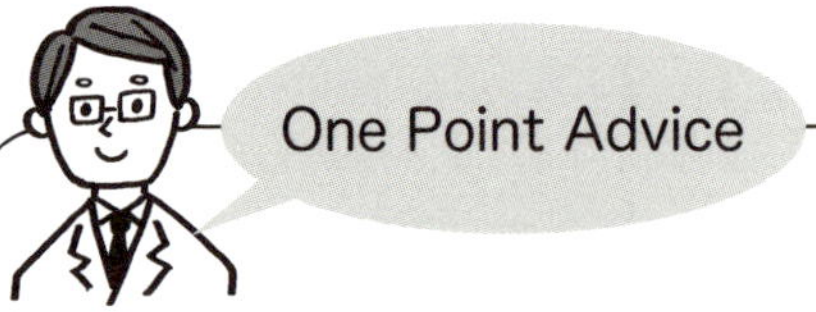

風邪のような症状に加え
黄疸などが出たらすぐに受診を

p.27 のような風邪に似た症状が長引くときには、肝臓病が疑われます。加えて黄疸もあると、肝臓病が進行している可能性が高くなります。

こんな異変には要注意！ 肝臓のSOS

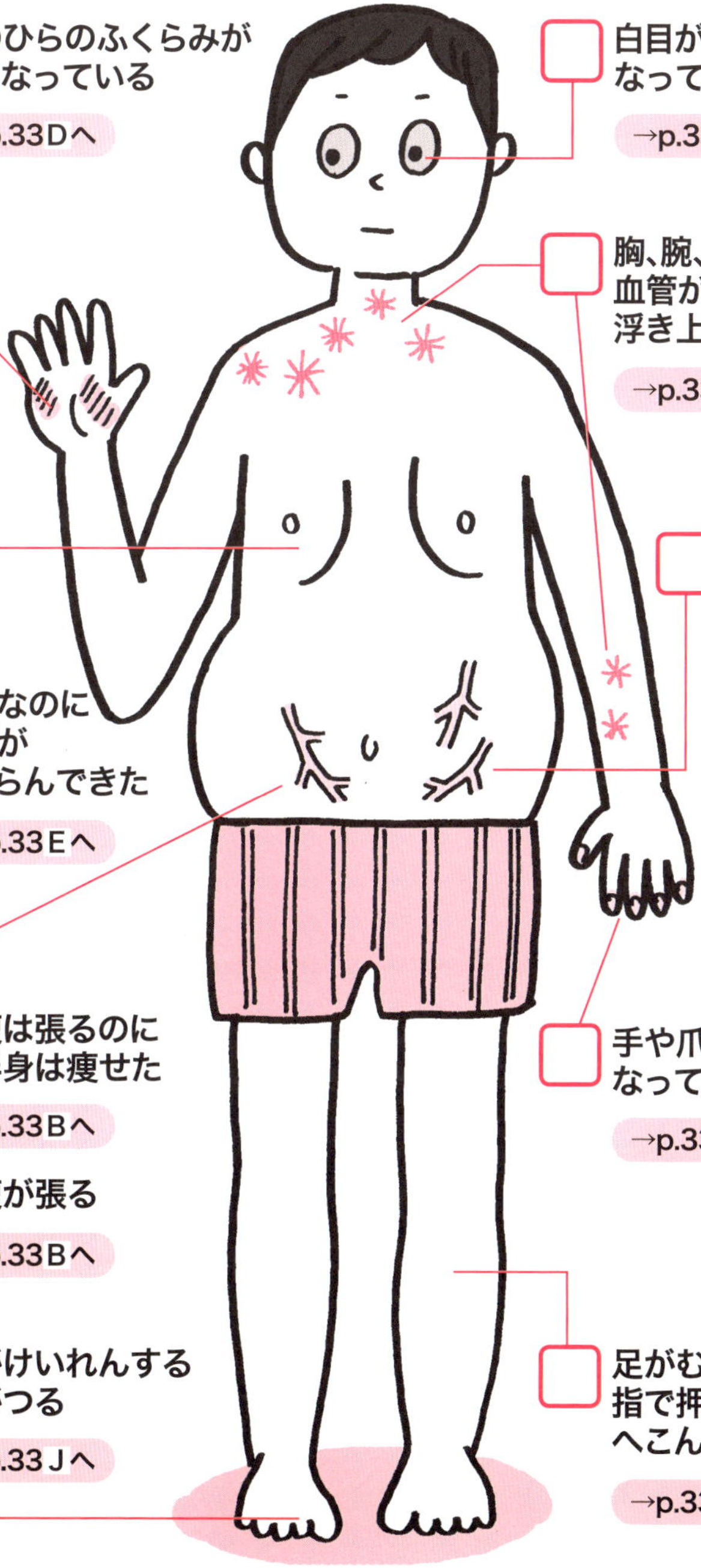

□ 手のひらのふくらみが赤くなっている
→p.33Dへ

□ 男性なのに乳房がふくらんできた
→p.33Eへ

□ お腹は張るのに上半身は痩せた
→p.33Bへ

□ お腹が張る
→p.33Bへ

□ 足がけいれんする 足がつる
→p.33 Jへ

□ 白目が黄色っぽくなっている
→p.33Aへ

□ 胸、腕、首などの血管がクモのように浮き上がっている
→p.33Cへ

□ お腹に青筋が浮いている
→p.33Bへ

□ 手や爪が黄色っぽくなっている
→p.33Aへ

□ 足がむくみ、指で押すとへこんで戻らない
→p.33Bへ

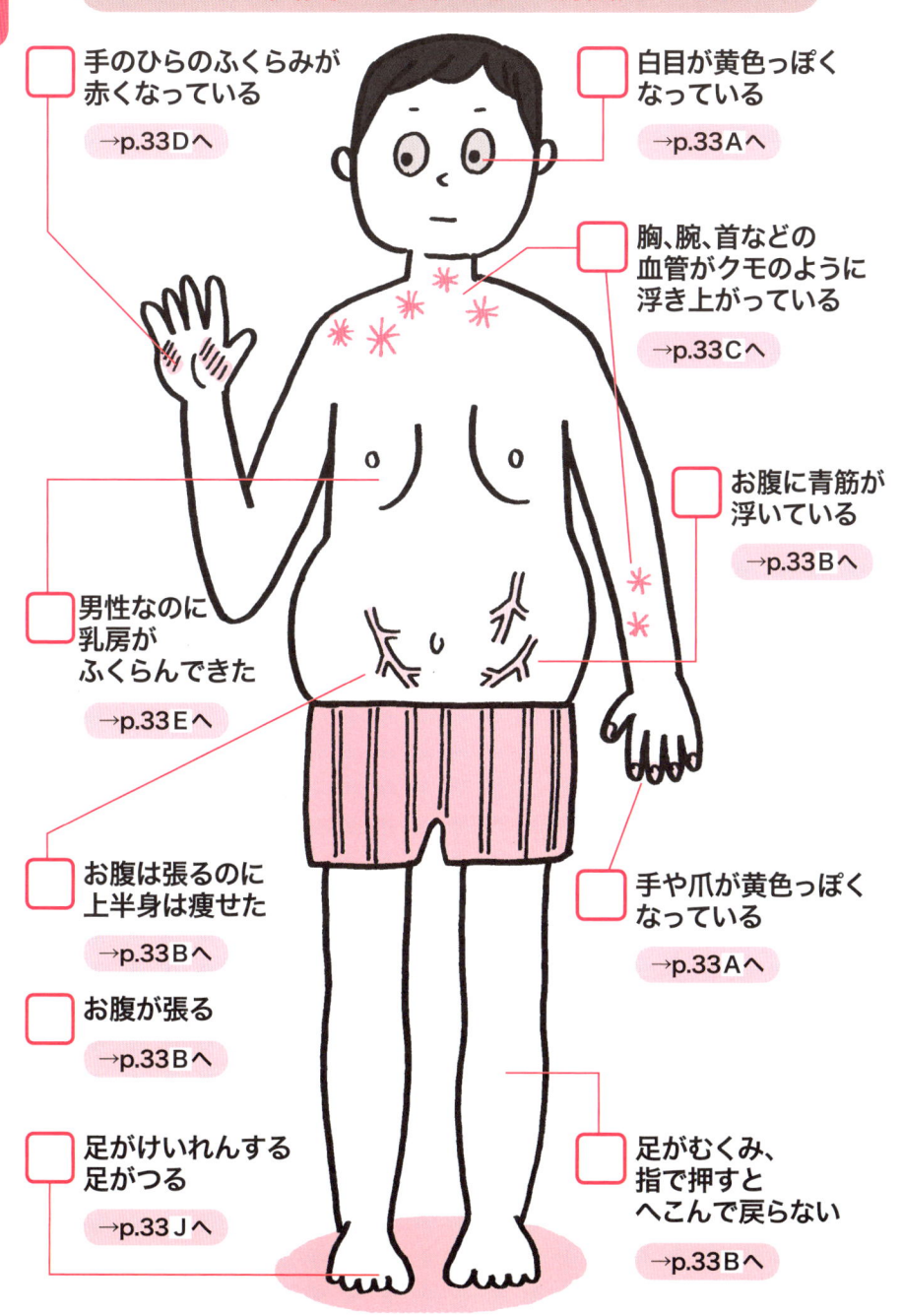

トイレのあとにチェック！ 尿・便の異変

□ 脂肪が便に混じっており、トイレの水に油が浮いている
→p.33 I へ

□ おならがよく出る
→p.33Bへ

□ 便が白い
→p.33Aへ

□ 便が黒い 血が混じっている
→p.33Hへ

□ 尿の量が減った
→p.33Bへ

その他にもこんなことはないですか？

□ 鼻血が出る、歯茎から血が出る
→p.33Fへ

□ 血が止まりにくい
→p.33Fへ

□ 皮膚がかゆい
→p.33Aへ

□ 昼夜逆転の生活になった（昼間眠くて夜は眠れない）
→p.33Gへ

□ 手がゆっくり震える
→p.33Gへ

□ 日付・時間がわからない うまく受け答えができない
→p.33Gへ

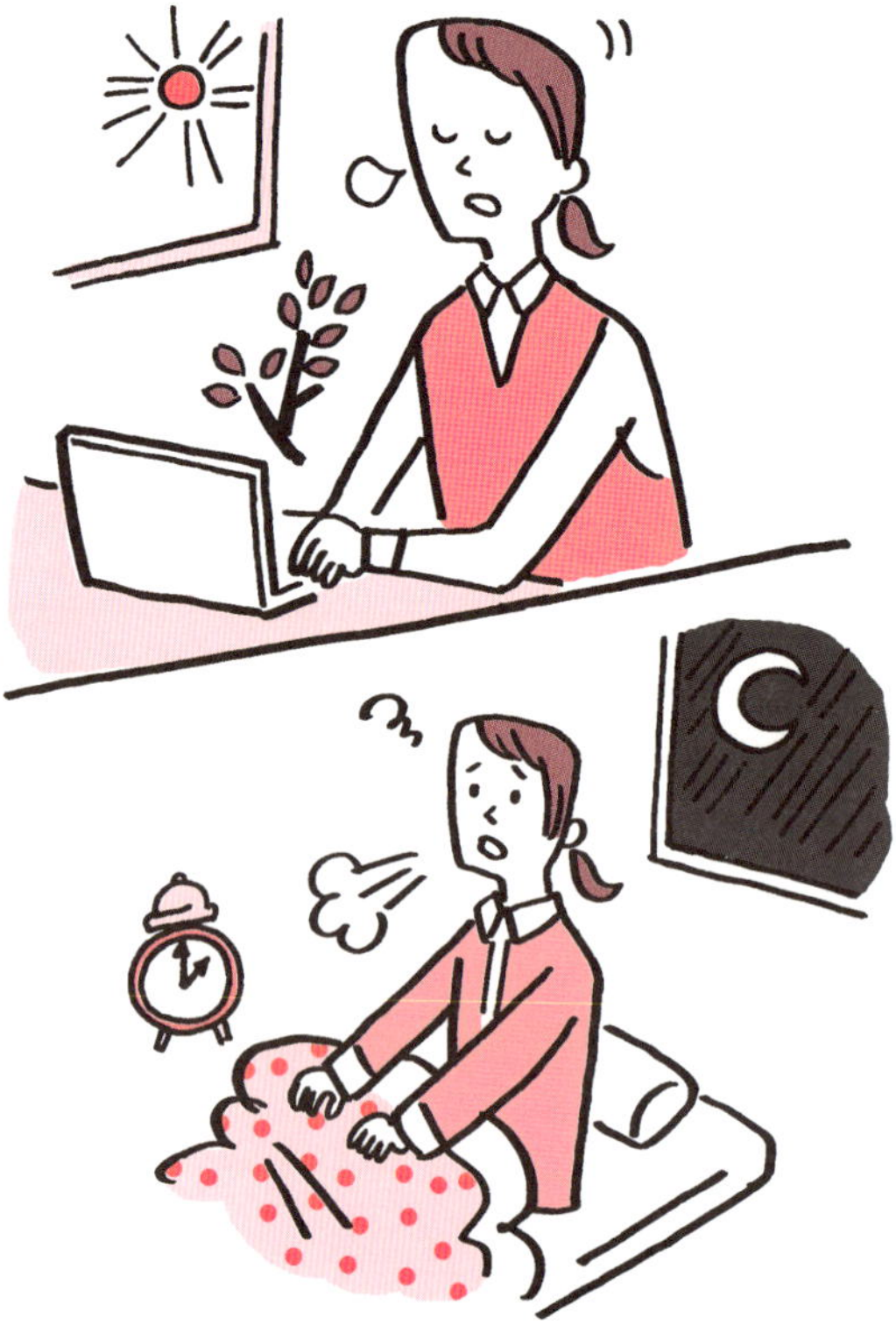

そのとき、肝臓ではこんなことが起きているのかも

A 黄疸《おうだん》 肝硬変 急性肝炎 胆道系の異常

黄色い色素が血中に流れ出す。すぐに病院へ

胆汁の成分であるビリルビンという黄色い色素を処理できなくなり、ビリルビンが血液中に増える。そのため、白目や皮膚が黄色っぽくなる。至急、受診を。

B 腹水《ふくすい》・むくみ 肝硬変 慢性肝炎

水分調整ができなくなっている

慢性肝炎や肝硬変が進行して、体内の水分を調整するアルブミンが作られにくくなると、お腹に水がたまる腹水や足のむくみが起こる。

C クモ状血管腫 肝硬変 急性肝炎

胸や首、腕などに、クモが足を広げたような赤い斑点が現れる。肝硬変などで肝機能が低下すると、ホルモンに影響が出て、毛細血管が広がるために起こる。

D 手掌紅斑《しゅしょうこうはん》 肝硬変

手のひらの、特に親指の下のふくらみなどが赤くなる症状。肝硬変で起こりやすく、クモ状血管腫と同じしくみで毛細血管が広がるのが原因。

E 女性化乳房 肝硬変

肝硬変が進行すると、肝臓で女性ホルモンを分解する働きが低下する。そのため、男性なのに乳房がふくらんでくることがある。

F 血小板の減少 肝硬変 慢性肝炎

ウイルス性肝炎の場合、進行すると、血小板の減少がみられる。出血しやすくなったり、あざができやすくなる。

G 肝性脳症《かんせいのうしょう》 肝硬変

昼夜逆転、判断力の低下、奇異な行動などが見られたら、肝硬変の合併症である肝性脳症（脳にアンモニアがまわる症状）の可能性がある。

H 食道《しょくどう》・胃《い》静脈瘤《じょうみゃくりゅう》 肝硬変

肝硬変が進むと静脈の流れが異常になり、食道・胃静脈瘤というこぶができる。これが破裂すると、血便や大量吐血が起こる。至急、受診すること。

I 脂肪便 肝機能低下

肝機能が低下して胆汁の合成が不足すると、脂肪分を消化できなくなり、脂肪便が出る。すい臓の病気でも出やすい。

J カルシウムの代謝不良 肝硬変

肝硬変になると、カルシウムの代謝のバランスが崩れて、足がけいれんしたり、こむら返りが起こりやすくなることも。

Q もし肝臓の病気と診断されたら治療は？費用は？仕事は続けられる？とても不安です。

A 肝臓の病気は今や治せることが多い病気です。規則正しい生活習慣を心がけるだけで治ることも少なくありません。

治療は日々進歩し保険も適用される

肝臓の病気は、かつては治らない病気と思われていました。しかし、日本人の肝臓病の多くを占めるウイルス性肝炎の治療薬が進歩したため、今や治せることの多い病気だといえます。治療には保険が適用され、負担が大きくなる場合には高額療養費制度も利用できます。

慢性肝炎の場合は肝臓と相談しながら仕事量をセーブ

慢性肝炎などの場合には、肝臓の状態が安定していれば、仕事量をセーブしながら働くことは可能です。スポーツなども同様です。主治医と相談しながら、活動量を決めてください。何より大事なのは、無理をせず、肝臓をいたわること。規則正しい生活により、症状が改善することも多いのです。

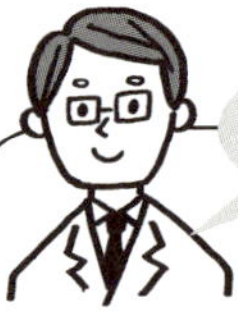

One Point Advice

ほとんどの肝臓病は遺伝性ではない

まれな病気を除いてほとんどの肝臓病は遺伝性ではありません。ただ、家族で生活習慣が似ているため、同じ病気にかかりやすいというリスクはあります。

AST(GOT)値、ALT(GPT)値に合わせて適切な生活を

肝臓の状態を見ながら決める。AST(GOT)値、ALT(GPT)値(p.11)が目安。

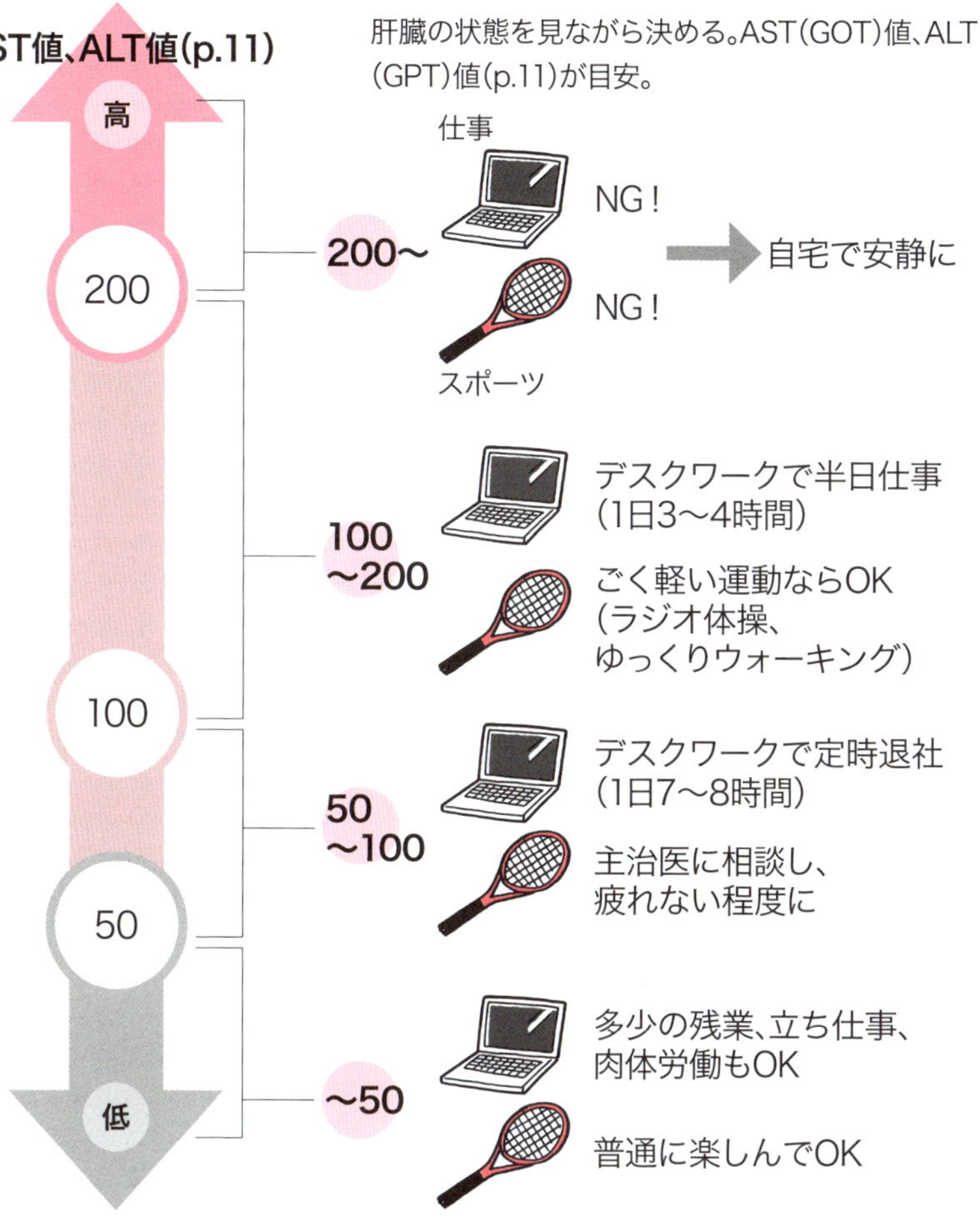

ほとんどの治療が保険適用。さまざまな保障・助成も

インターフェロン治療(p.114)や抗ウイルス薬(p.117)には助成も

2010年4月に医療費助成制度が改正され、C型肝炎のインターフェロン治療が月1〜5万円で受けられるように。また、B型肝炎の核酸アナログ製剤治療も助成の対象に。

どんな薬を使っても月8万円程度

ほとんどの場合、健康保険が適用されるので、患者さんの負担は多くても3割。また、高額な薬を使う場合でも、高額療養費制度を利用できるので、高くても月8万円程度。

Column

短期の旅行は ストレスの解消にもなる

慢性肝炎でも肝機能が保たれている場合や肝硬変の代償期 (p.97) など、肝臓の病気であっても症状が安定していれば、短期の旅行は可能です。ストレスは病気の大敵ですから、よい気晴らしになるでしょう。ただし、事前に主治医に相談をして、肝機能を調べたうえで、旅行にいってもよいかどうか許可を得るようにしてください。

Case1 60歳以下で、衛生状態の悪い海外へいく人

▶A型肝炎の予防接種を受ける

衛生状態が悪い国では、A 型肝炎が流行していることがある。海外旅行の予定を早めに組んで、事前に予防接種を受けておく。

Case2 C型肝炎で、インターフェロンの長期・少量使用中の人

▶「自己注射」用の一式を持参する

インターフェロンの長期・少量使用中(p.119)の場合、自己注射用の注射器と薬を持参する。海外に行く場合、主治医に治療用の注射である旨の証明書を出してもらい、携行する。

他にも 旅行にいくときに気をつけたいポイント

無理をせずゆとりをもって観光を

国内、海外問わずハードなスケジュールでは疲れてしまうので、観光は無理のない範囲でゆとりをもって。また、国内旅行の場合は健康保険証を必ず持参すること。

海外の場合、緊急時の連絡先を確保

緊急時に日本語が通じる連絡先を調べておく。日本大使館や領事館、旅行会社の現地オフィスなどの電話番号をメモしておくとよい。

第2章

生活習慣を改善して
肝臓を思いやる

日常生活で気をつけたい 14のルール

バランスのとれた食事や
規則正しい生活は、
元気な肝臓作りにかかせません。
普段の生活を少し見直すだけで、
肝臓への負担はぐっと減ります。
肝臓にやさしい生活を始めましょう。

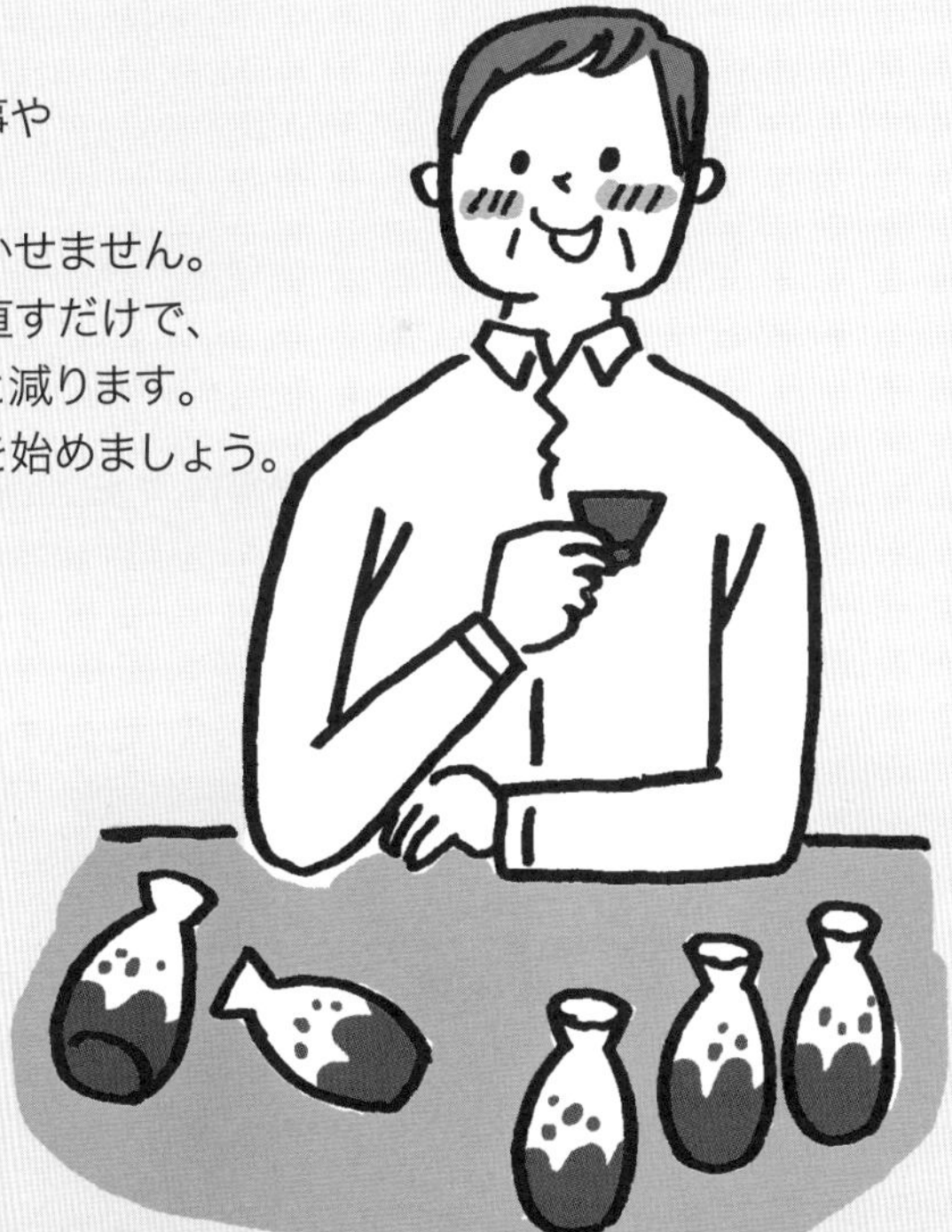

肝臓をいじめる **NG**生活

お酒、間食……こんな生活していませんか？

——あなたの乱れた生活習慣が肝臓に負担をかける

NG生活習慣❶

1日じゅうデスクワーク。とくに運動もせず好きなものだけ食べるAさん

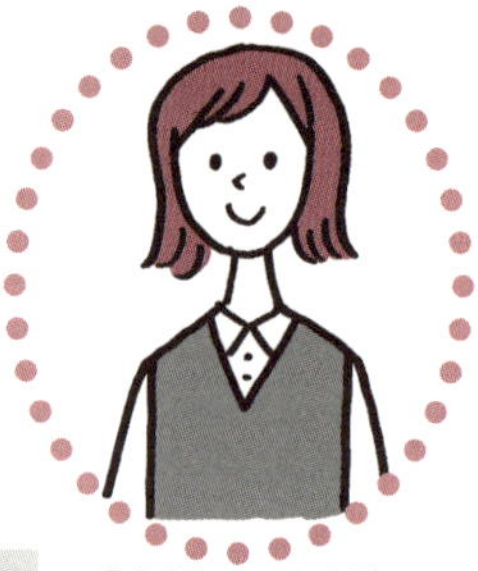

［女性　30歳］

デスクワークが中心の事務職。日中はほとんど動くことがない。甘いものが大好き。美肌効果を期待できるようなサプリメントのマニア。

Aさんの1日

- 7:00 **起床**
  - 朝ごはんは食欲がないので抜く（Check! ①）
- 8:30 **出社**
  - 小腹がすいてチョコレートをパクパク（Check! ②）
- 12:00 **ランチ**
  - 野菜は嫌い。パスタが多い
  - デスクワークで座りっぱなし（Check! ③）
- 15:00 **おやつ**
  - 取引先からの差し入れのケーキを1個完食（Check! ②）
- 18:00 **退社**
  - 今日は同僚と女子会！ ワインは体にいいっていうからグラス4杯！（Check! ④）
- 22:00 **帰宅**
  - 大好きな韓流ドラマのDVDタイム（Check! ⑤）
- 2:00 **就寝**（Check! ⑥）

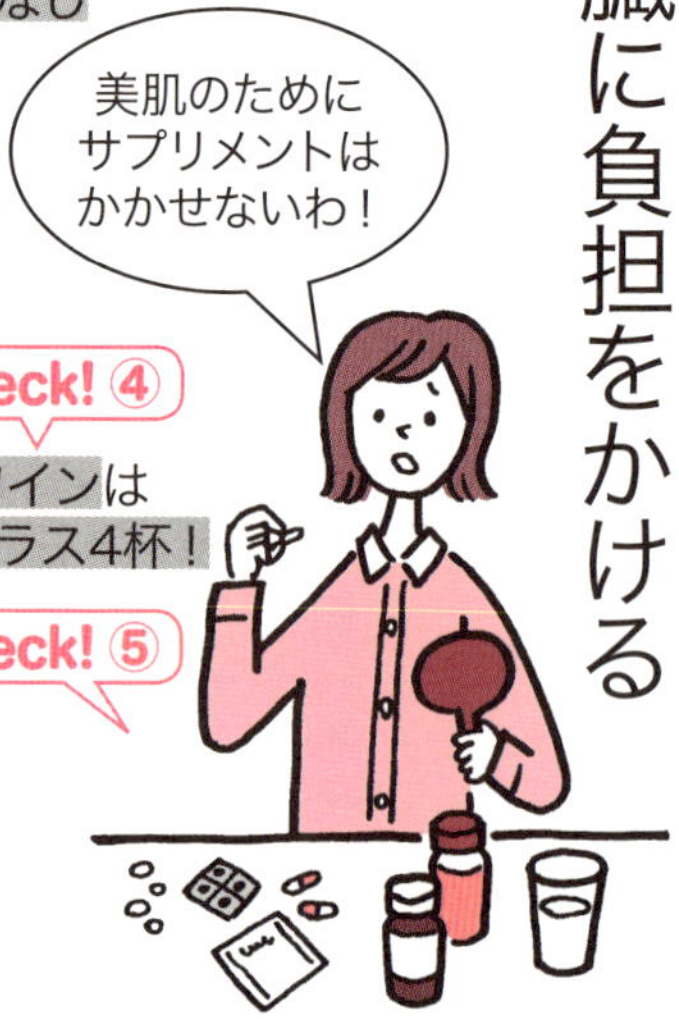

NG生活習慣❷

ストレスフルな仕事、毎日ある飲み会……。お酒がやめられないBさん

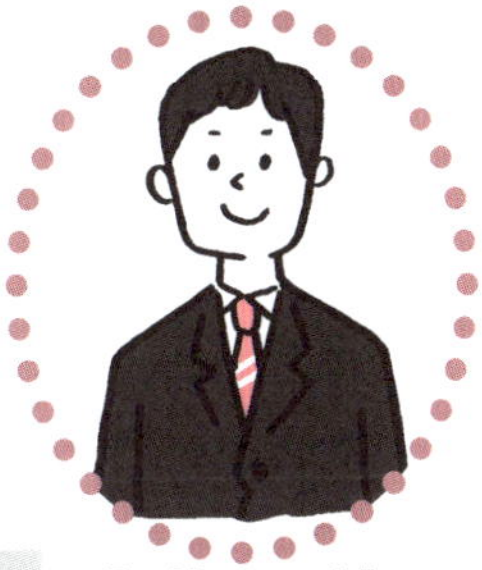

［男性　25歳］

営業職として取引先や上司に怒られながらストレスフルな毎日を送っている。食事の時間もバラバラ。彼女はいるけど、他に何人か遊び相手も……。

Bさんの1日

7:00　起床

← 時間ギリギリになるので
朝ごはん抜き

Check! ①

8:00　出社

← トラブル発生。
上司に濡れ衣を着せられ、
取引先を謝って回る

Check! ⑦

15:00　ランチ

← 気づけばこんな時間。
腹ペコでカツ丼大盛りを早食い

Check! ⑧⑨

19:00　取引先の接待飲み会

← 気を遣いながらつまみも食べずに
ひたすら飲む

Check! ④⑦

0:00　合コンで知り合ったY子ちゃんの家にお泊まり

Check! ⑩

← 彼女には内緒で
2、3人と体の関係を持っている
……スリルがたまらない！

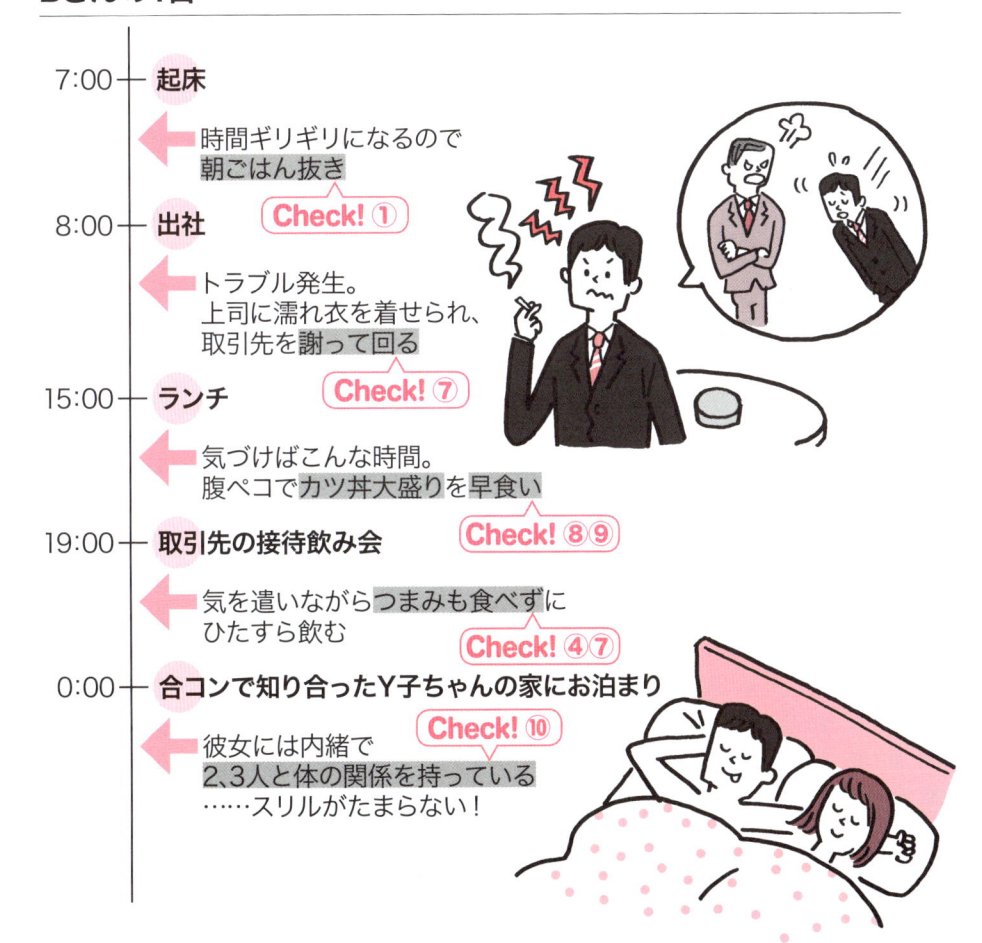

NG生活習慣❸

子育ても一段落
家にいることが多い
専業主婦のCさん

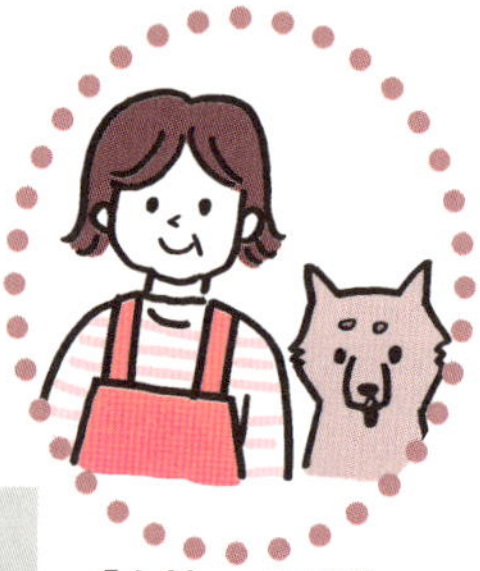

［女性　45歳］

子どもと夫を送り出してからは家で過ごすことが多い。ダラダラと常に何か食べてしまいがち。愛犬との散歩が唯一の運動。

Cさんの1日

6:00 **起床**

Check! ②

夫と子どもの朝食を作りながら自分も食べる

8:00 **家族を送り出す**

Check! ②

気づくとお腹がすいたので菓子パンを食べる

家事

12:00 **テレビを見ながらランチ**

今日の夜ごはんどうしよう。
魚をさばくのは面倒だし揚げものでいいか

Check! ⑨

13:30 **買い物**

スーパーまでママチャリでひとっ走り

Check! ③

15:00 **家に戻る**

ドラマの再放送を見ながら
スナック菓子を1袋完食

Check! ②

16:00 **愛犬の散歩**

これが唯一の運動！

Check! ③

19:00 **夕食**

Check! ②

残ったものはもったいないので
自分が食べる

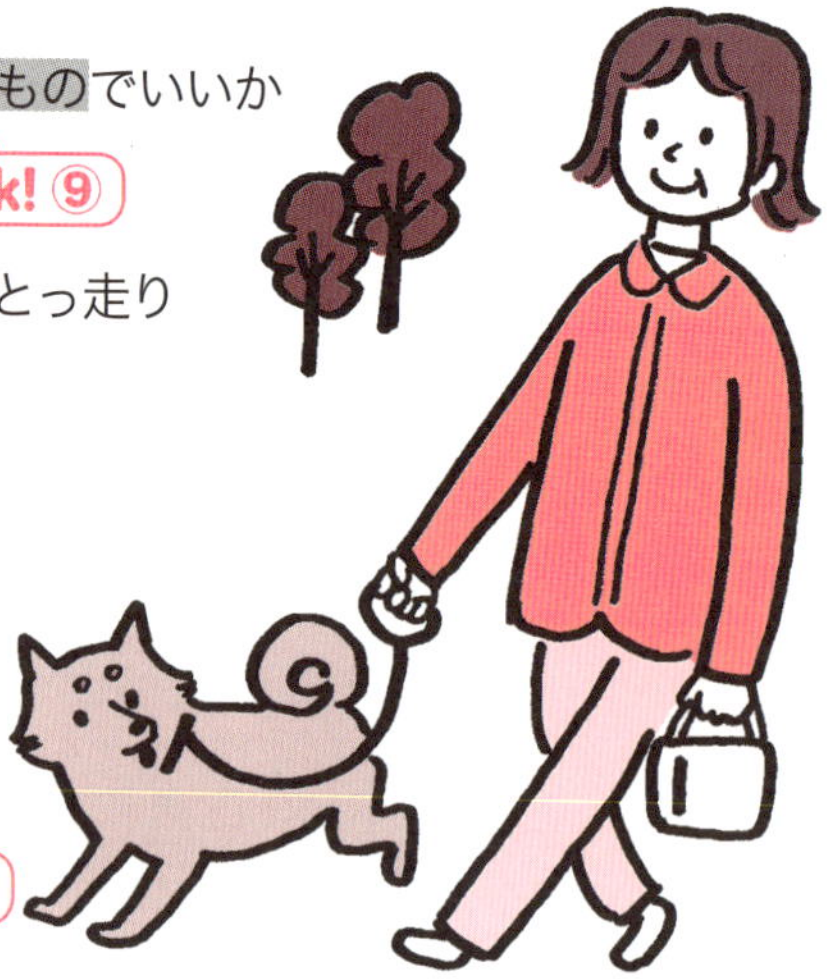

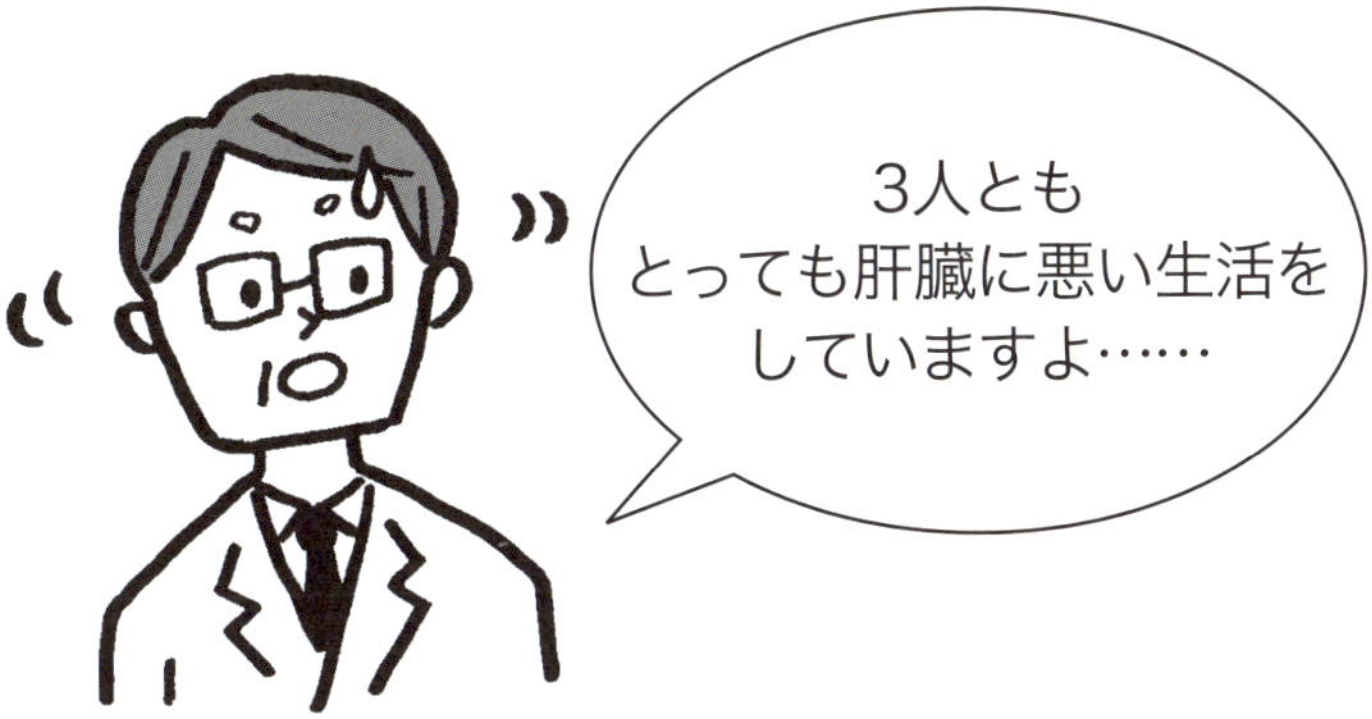
3人とも
とっても肝臓に悪い生活を
していますよ……

3人の生活、ここがNG！

Check! ⑨
揚げものが大好き
→p.46、48へ

Check! ⑩
不特定多数とのセックス
→p.70へ

Check! ⑥
睡眠不足
→p.68へ

Check! ⑦
ストレス
→p.67へ

Check! ⑧
ドカ食い
→p.43へ

Check! ④
お酒をやめられない
→p.58へ

Check! ⑤
たくさんのサプリメント
→p.106へ

Check! ①
朝食抜き
→p.43へ

Check! ②
間食、ダラダラ食い
→p.43へ

Check! ③
運動不足
→p.64へ

生活習慣の見直しこそが肝臓をよくする最短の方法

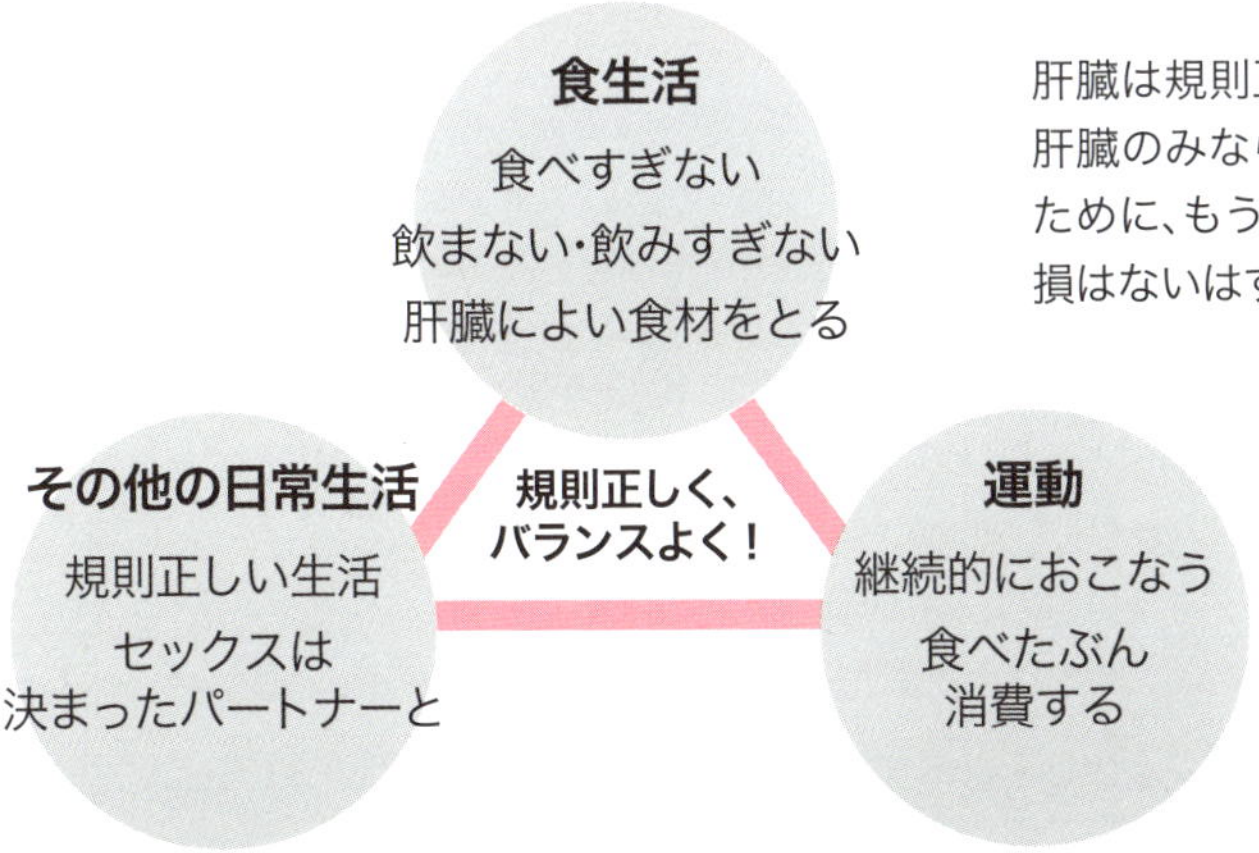

肝臓は規則正しい生活が大好き。肝臓のみならず、健康を維持するために、もう一度生活を見直して損はないはず。

食生活
ルール1

腹八分目でバランスよくが基本
—食べすぎは肝臓の仕事を増やす

自分に必要なエネルギーの量を知る

標準体重

(身長〈cm〉−100)×0.95＝□kg

(例:身長175cmの人なら〈175−100〉×0.95＝71.25kg)

1日に必要なカロリー

標準体重(kg)×25〜30kcal※＝□kcal

(例:71.25kg×30＝2137.5kcal)

これを超えないような食生活を目指す

とりすぎた栄養は最終的に脂肪に

肝臓に脂肪がたまり、脂肪肝をまねく

炭水化物も脂質もアルコールも、体内で消化・分解されたあと、とりすぎた分は最終的に脂肪として肝臓に蓄えられる。食べすぎや飲みすぎは、脂肪肝をまねくことに。

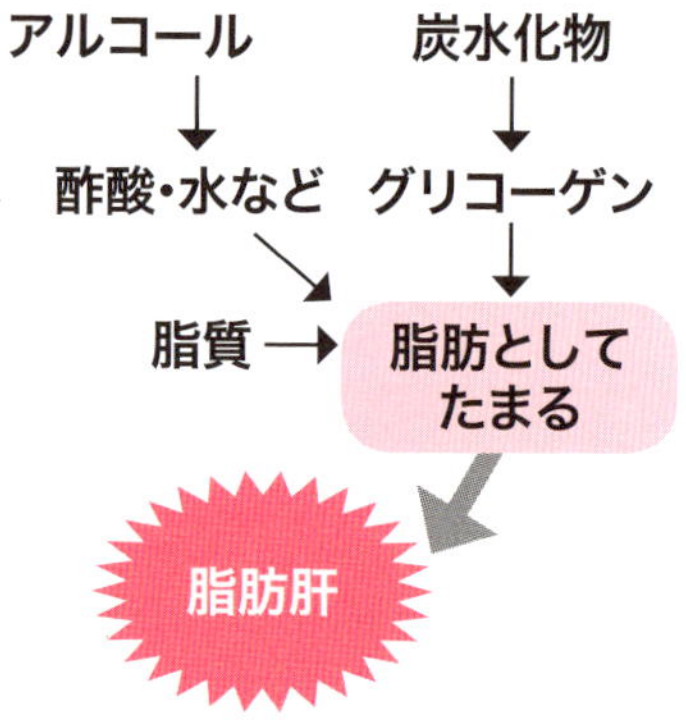

アルコール
炭水化物
酢酸・水など
グリコーゲン
脂質
脂肪としてたまる
脂肪肝

カロリーを数字でチェックしながら食べる

食生活で第一に気をつけることは、食べすぎないこと。食事は生命活動にかかせませんが、食べすぎると肝臓に負担が。ただ食事を減らそうとしてもうまくいきません。少し面倒かもしれませんが、自分に必要なエネルギー量を計算して、食べたものと比較してみましょう。

数字を出すことで、食生活を管理できるようになります。

※日頃の運動量が多い人は30kcal、デスクワークなど運動量が少なければ25kcalをかける。

悪い食べ方をよい食べ方にシフトする

朝食

Good 眠くても食欲がなくても必ず食べる

肝臓を守るには、一度に大きな負担をかけないことが大事。朝食はかかさずに。パン1個、バナナ1本でもよいので口にして。

Bad 朝食抜きは「朝から借金」状態？！

朝食を抜くと、活動のエネルギー源を補給できない。肝臓の活動源でもあるグリコーゲンを消費するため、栄養の借金状態に！

4時間程度あける

昼食

Good まずはサラダバーでかさ増し

外食なら、サラダバーで野菜などを食べてからメインを食べると、ドカ食いを防げる。多くの食材を使った定食を選ぶのもポイント。

Bad 朝抜いたぶんをドカ食い

朝食を抜くと、お腹がすいて昼食を大量に食べてしまう。すると、肝臓は一気に栄養を代謝しなければならなくなり、負担が増す。

4時間程度あける

夕食

Good 寝る2時間以上前に食べる

夕食は消化のよい食べ物を選んで、腹八分目に。晩酌をする人は、適量(p.59)を守って、寝る2時間前までに食事を済ませる。

Bad 遅い時間に脂っこいものを食べる

帰宅後の遅い時間に大食いしたり、脂っこいものを食べたり、お酒を飲みすぎたり……。肝臓には大きなストレスになっている。

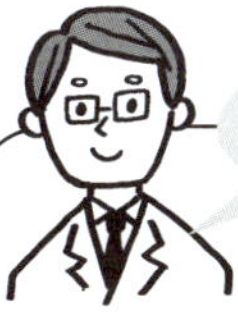

One Point Advice

食後は休んで肝臓をいたわる

とった栄養を代謝するため、食後の肝臓は大忙し！　食後しばらくは休んで、肝臓の血流量を保ちましょう。横になると、血流量がアップします。静かに座っているだけでも OK。

間食

Bad スナックや甘いケーキをダラダラ食い

Good カロリー低め、糖質0のものをチョイス

食生活
ルール2

質のよいたんぱく質をとる

―内臓を作り、免疫力を高める

動物性、植物性まんべんなくとる

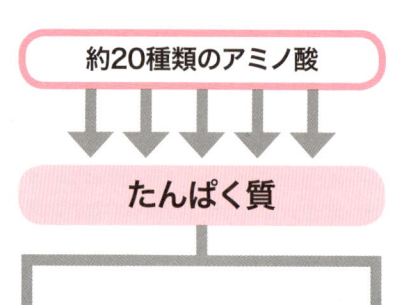

約20種類のアミノ酸

↓

たんぱく質

動物性たんぱく質

卵、肉、魚など

人間の体のたんぱく質と似ているため、植物性たんぱく質よりも体内で効率よく働く。卵、肉、魚、牛乳、乳製品など。

植物性たんぱく質

穀類、豆類など

小麦粉などの穀類、大豆などの豆類に含まれる。動物性たんぱく質に比べ脂質が少ない。加工食品も多いのでとり入れやすい。

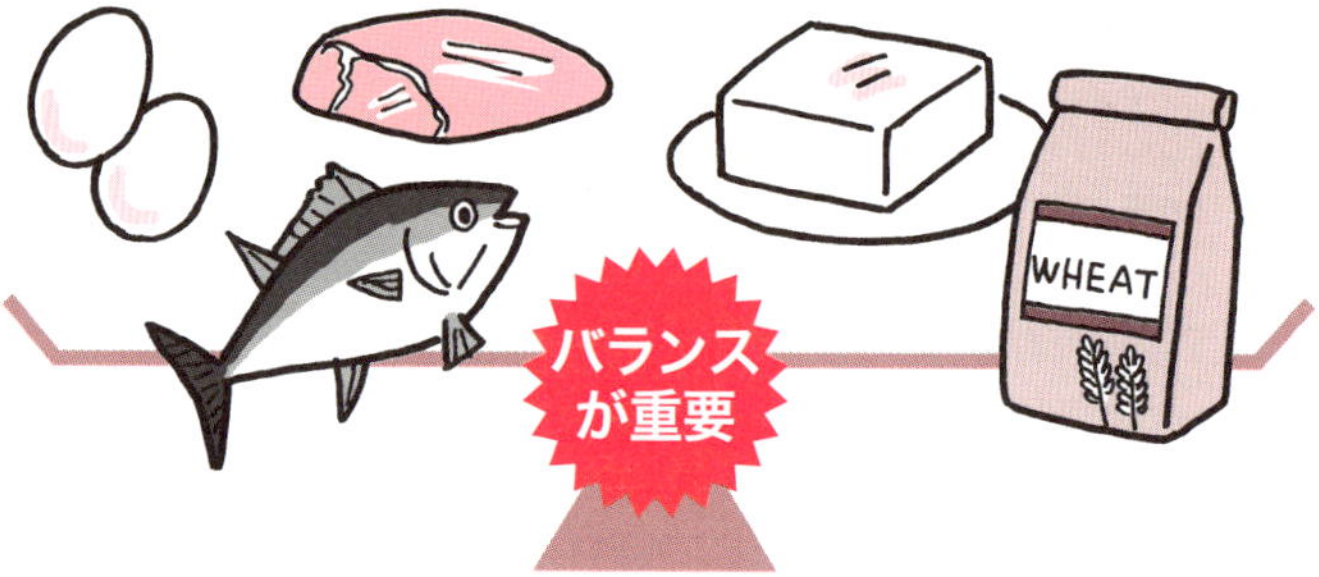

肝臓の細胞の修復にかかせない栄養素

肝臓がダメージを受けているときには、良質のたんぱく質をしっかりとりましょう。たんぱく質は、約20種類のアミノ酸からできており、肝細胞を修復したり、肝機能に関わる酵素を作るなど、肝臓の健康にかかせません。

動物性と植物性があり、それぞれアミノ酸の構成が異なります。バランスよくとることが大事です。

こんな食べ物、食べ方に注意

食材 高脂質のもの

肉は良質なたんぱく源だが、脂質が多いので食べすぎに注意。脂質の多い部位（p.47）は避けるようにして、食べるときも脂身を取り除くなどの工夫を。

食材 消化の悪いもの

消化の悪い食べ物は肝臓に負担がかかる。肉やうなぎ、揚げものなど脂質の多い食べ物は消化に4時間以上かかるので、遅い夕食に食べるのは控えたい。

食べ方 寝る直前に食べる

いくら良質のたんぱく質だからといって、寝る直前に食べるのはNG。睡眠中も肝臓は働き続けなくてはならなくなり、負担がかかってしまう。

食べ方 大量に食べる

肝臓の修復に役立つとはいえ、多く食べればいいわけではない。食べすぎると、1日の適正摂取エネルギー量（p.42）をオーバーしてしまい、肥満の原因に。

質のよいたんぱく質が含まれる食材

肝臓にやさしく、良質のたんぱく質を多く含んだ食材を紹介。

大豆

「スレオニン」が脂肪肝予防に

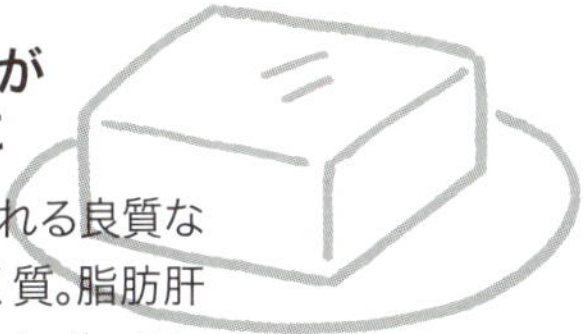

「畑の肉」といわれる良質な植物性たんぱく質。脂肪肝を防ぐスレオニンや、コレステロールの排泄を促すグリシニンも含む。

牛乳・乳製品

「リジン」が肝機能を高める

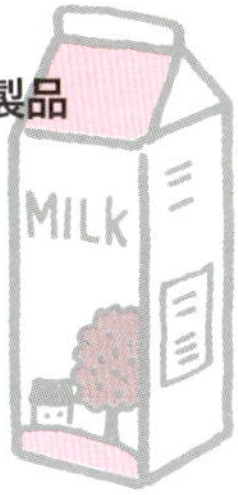

卵に次いでアミノ酸バランスにすぐれ、カルシウムも豊富。肝機能を高めたり、疲労回復に役立つリジンを含むので積極的にとりたい。

卵

バランスのよさはピカイチ

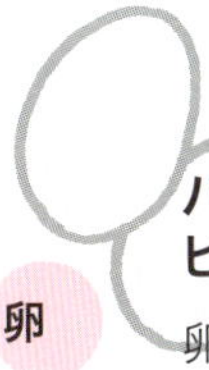

卵はアミノ酸バランスがもっともすぐれた食材で、体内で効率よく働く。コレステロールのとりすぎを防ぐため、1日1個までに。

イカ&タコ

肝臓にいい「タウリン」が多い

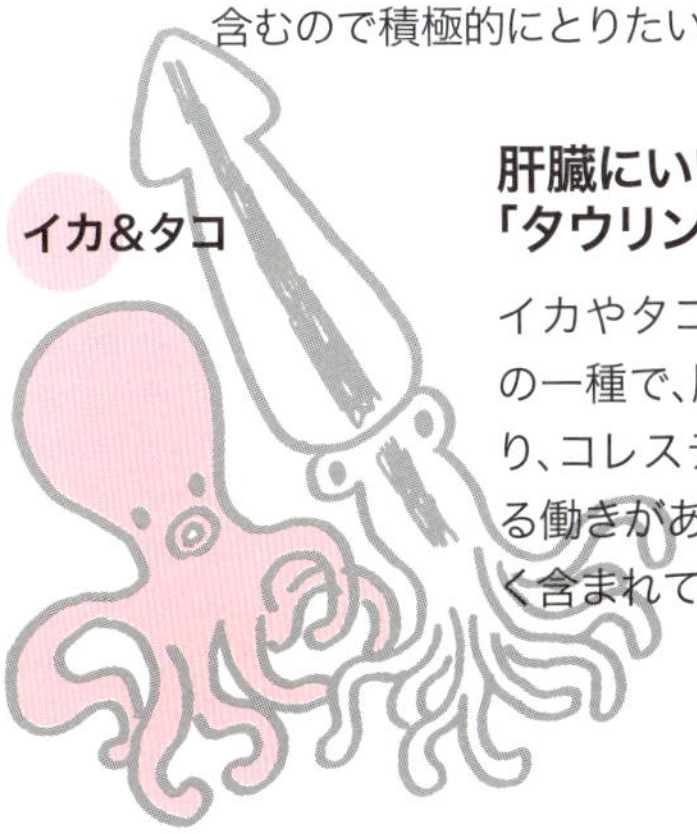

イカやタコには、アミノ酸の一種で、肝機能を高めたり、コレステロールを下げる働きがあるタウリンが多く含まれている。

食生活
ルール3

肉より魚、油はオリーブオイルやごま油に
―魚、植物油の脂肪酸がコレステロールを下げる

肝臓に「よい脂肪」「悪い脂肪」がある

脂肪酸
脂質の主成分。

悪い脂肪酸
飽和脂肪酸
コレステロールを増やす
肉やバター、ラード、パーム油、ヤシ油などに多く含まれる脂肪酸。血液中の中性脂肪やコレステロールを増やす。

よい脂肪酸
不飽和脂肪酸
コレステロールを減らす
魚や植物油に含まれる脂肪酸。中性脂肪やLDLコレステロール（悪玉）を減らし、HDL コレステロール（善玉）を増やす。

DHA・EPA
青魚に多く含まれているDHA（ドコサヘキサエン酸）やEPA（エイコサペンタエン酸）は、LDLを減らしたり、血栓を防ぐ。

オレイン酸
オリーブオイルやナッツ類に豊富に含まれるオレイン酸は、HDLを増やし、LDLを減らすため、動脈硬化の予防に役立つ。

脂肪肝の人はとりすぎに注意する

脂質は、血液や細胞膜などを作る大切な栄養素ですが、とりすぎは脂肪肝（p.92）の原因。脂肪肝と指摘された人は、摂取量を減らします。

脂質には、コレステロールを増やす飽和脂肪酸と、コレステロールを減らす不飽和脂肪酸があります。

肉や魚など脂質の多い食材の特徴を知り、できるだけ不飽和脂肪酸を選びましょう。

どうしてもお肉が食べたい！

そんなときは脂肪の多い部位をさけて

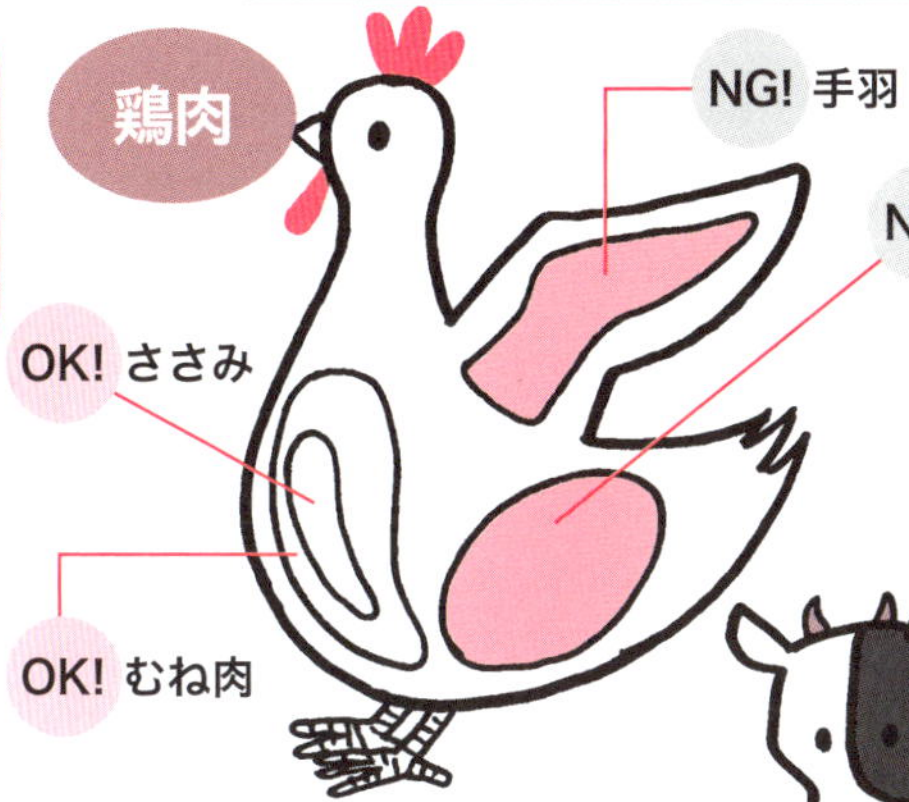

牛肉や豚肉に比べてコレステロールが少なく、高たんぱく。脂質の少ないむね肉やささみが◎。皮は脂肪が多いので避けたい。

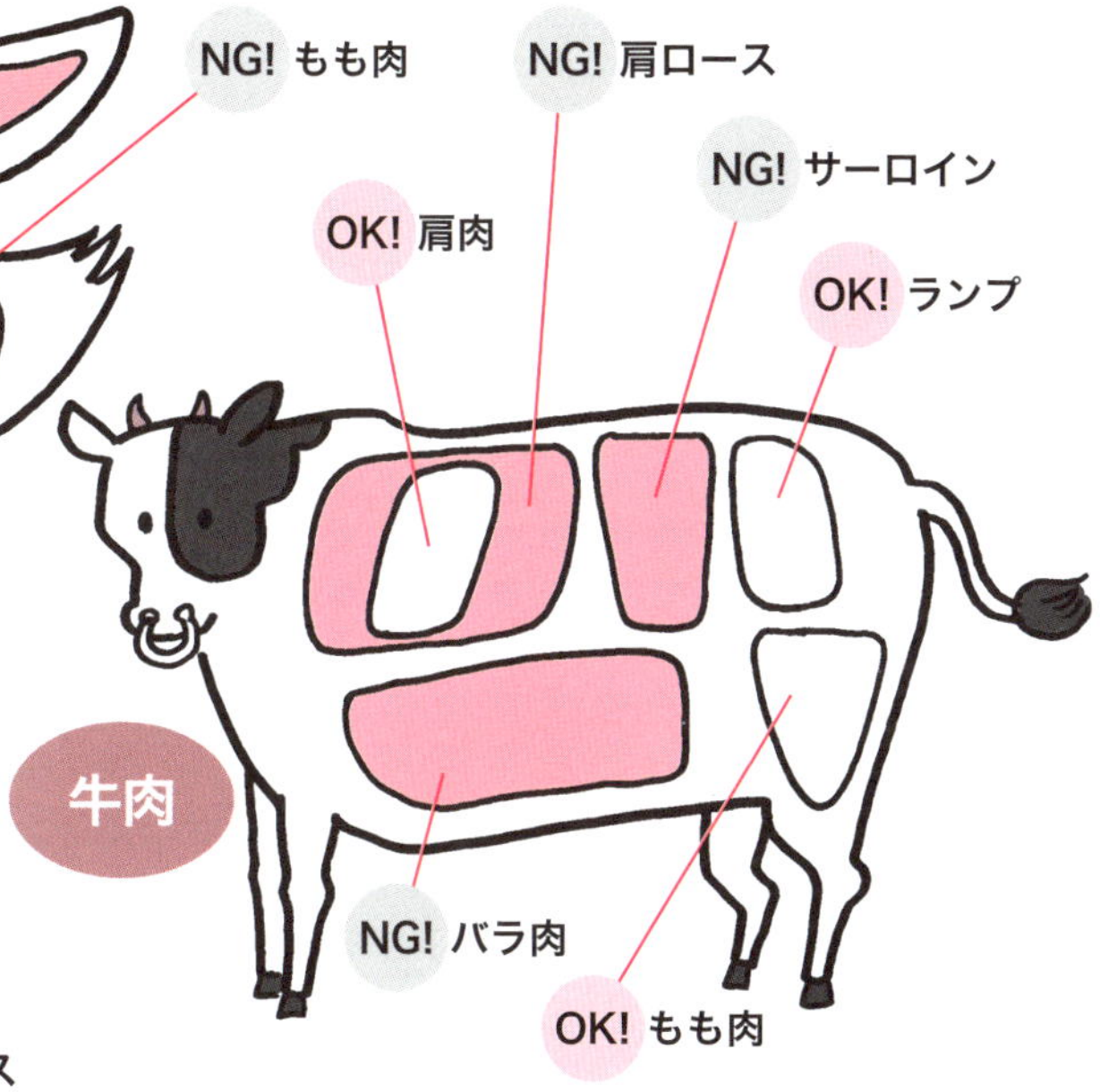

必須アミノ酸を多く含む良質なたんぱく源。脂質が少ない部位を選ぶ。かたい肉は、やわらかく煮て食べよう。

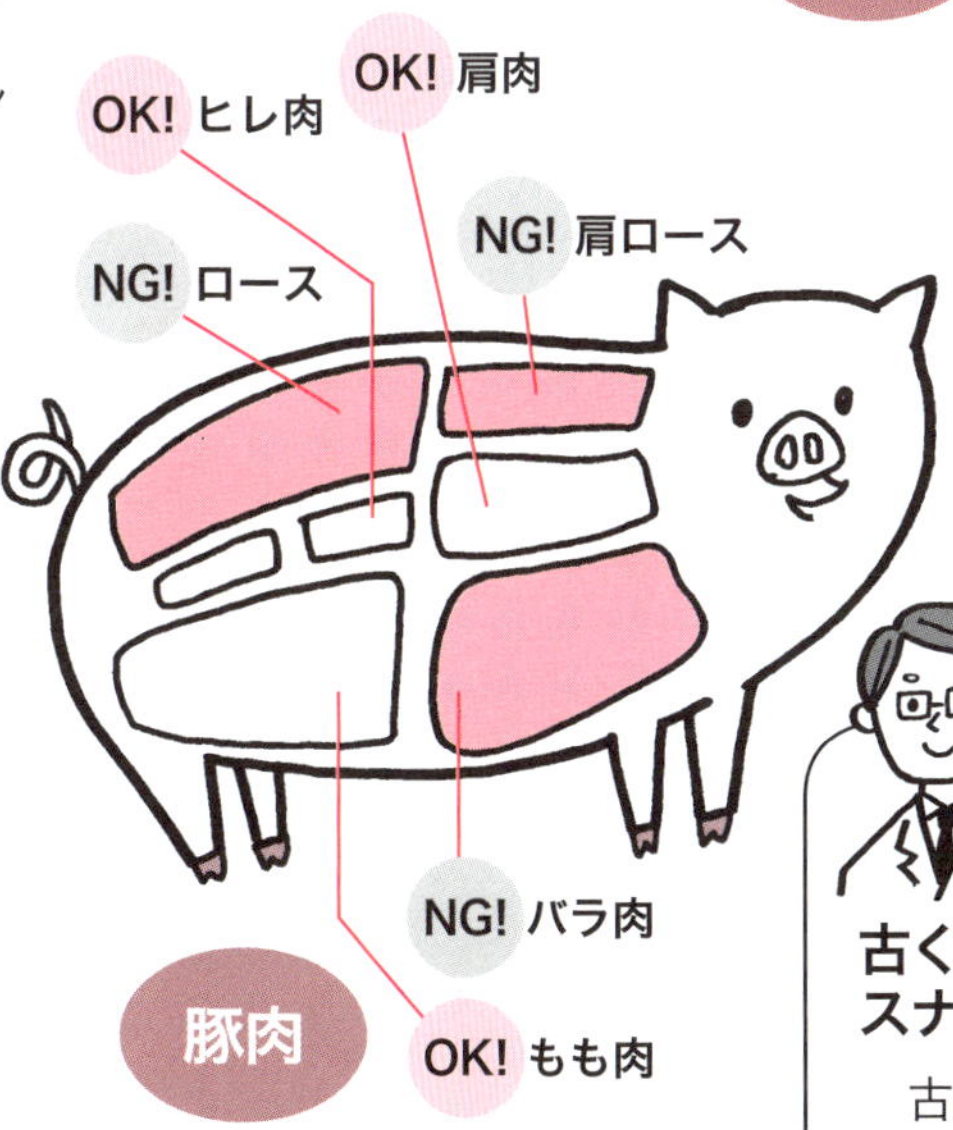
OK! ヒレ肉
OK! 肩肉
NG! 肩ロース
NG! ロース
NG! バラ肉
豚肉
OK! もも肉

肝臓によい働きをするビタミンB群(p.51)が豊富。脂質の少ない部位を選んで上手にとり入れたい。

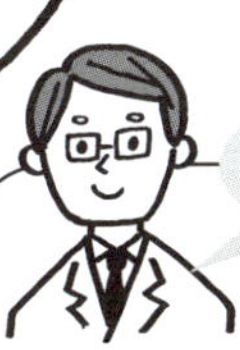

One Point Advice

古くなった油、スナック菓子は避ける

古くなった油やスナック菓子には、油が酸化した過酸化脂質が含まれています。有害物質である過酸化脂質を代謝するのも肝臓の役目。肝臓の大敵なのです。

食生活
ルール4

食材は揚げずに焼く

―脂質は1日トンカツ1枚ぶんまでにおさえる

調理方法を変えるだけで脂質は落とせる

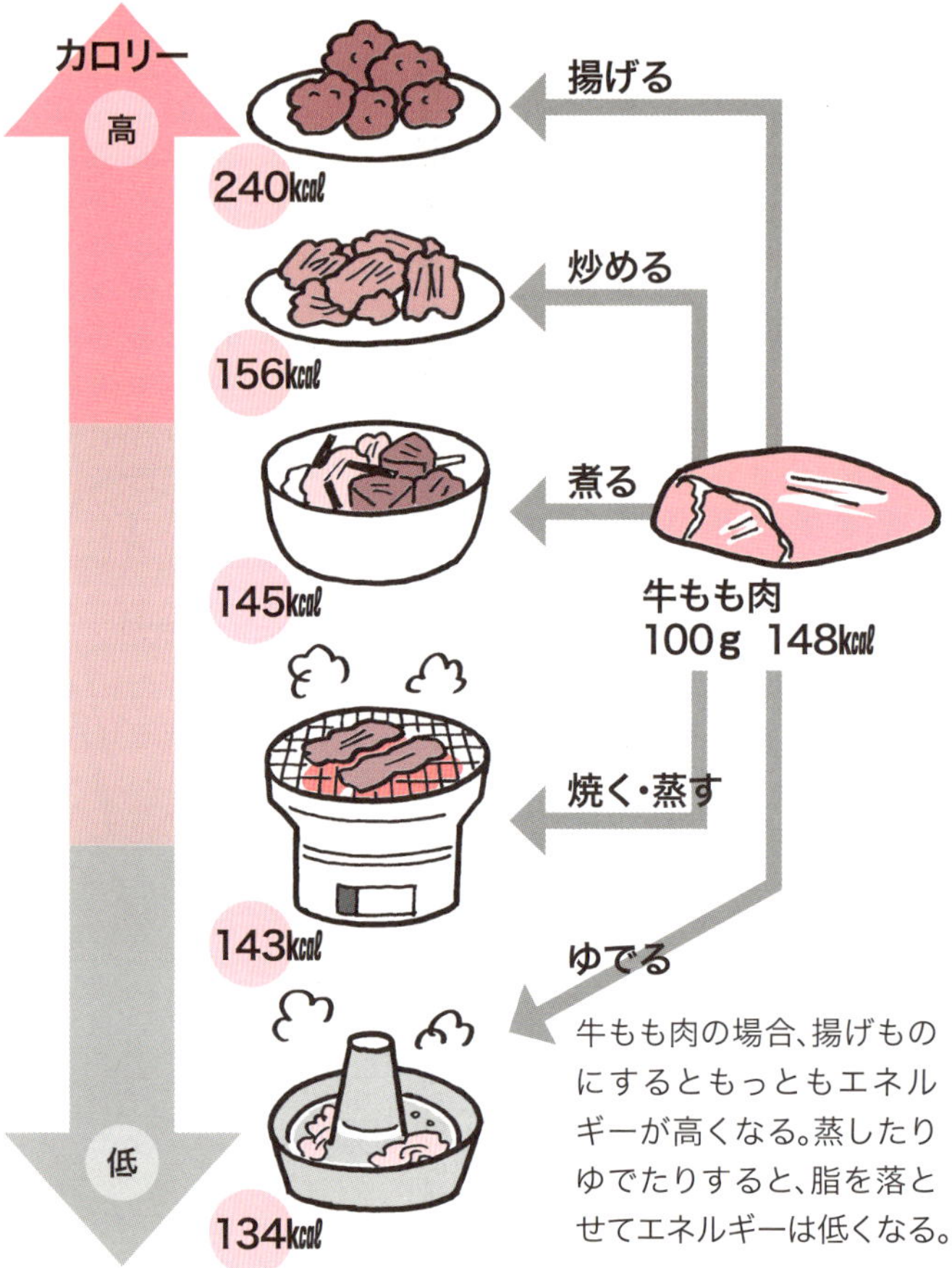

牛もも肉の場合、揚げものにするともっともエネルギーが高くなる。蒸したりゆでたりすると、脂を落とせてエネルギーは低くなる。

日本人の食事は脂質のとりすぎになりがち

日本食はヘルシーだといわれていますが、現代の日本人の食卓はどうでしょうか。欧米型の食事やファストフードの浸透により、20代の若い世代にも脂肪肝が増えているのが現状です。

同じ食材でも揚げるのではなく、焼くかゆでる。脂っこくないメニューを選ぶ。自炊でも外食でも、脂質の摂取を減らす工夫が必要です。

※カロリーのデータは『『栄養と料理』フーズデータ<4>
エネルギーを下げる料理のしかた早わかり』(女子栄養大学出版部)より。

つい手を伸ばしがちなメニューを変えてみる

立ち食いそば屋では……

かき揚げそば

かき揚げは衣が油を多く吸っていて高カロリー。

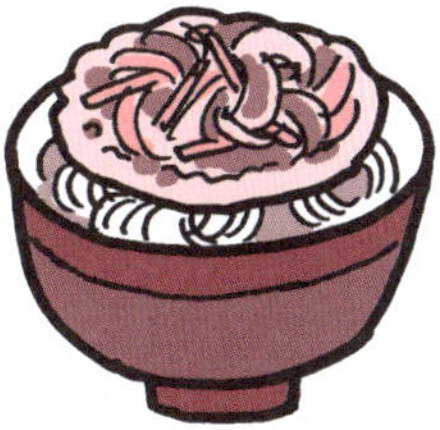

Change!

わかめそば

わかめなどの海藻(p.53)を選び、脂質を大幅カット。

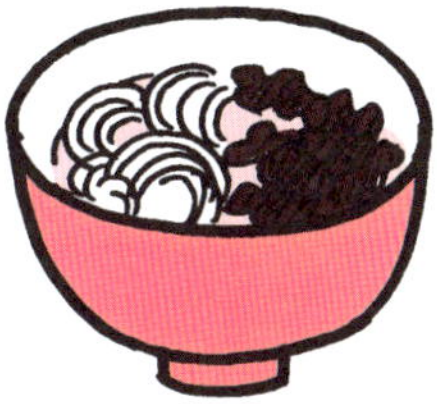

丼ものなら……

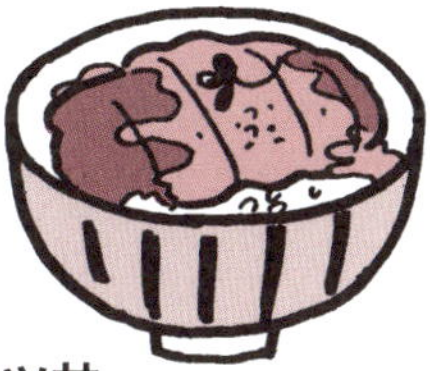

カツ丼

揚げた肉＋卵は、脂質もコレステロールもたっぷり。

Change!

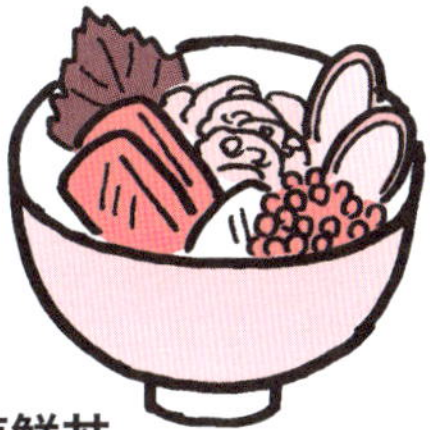

海鮮丼

海鮮丼なら脂質も少ない。青魚なら、DHA やEPA も。

揚げものなら……

ロースカツ

揚げものであるうえ、ロースは肉の中でも脂質が多い。

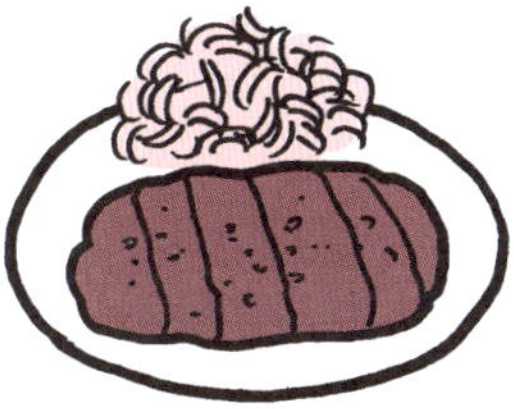

Change!

鶏ささみ揚げ

鶏ささみは、低脂質なうえにたんぱく質も豊富。

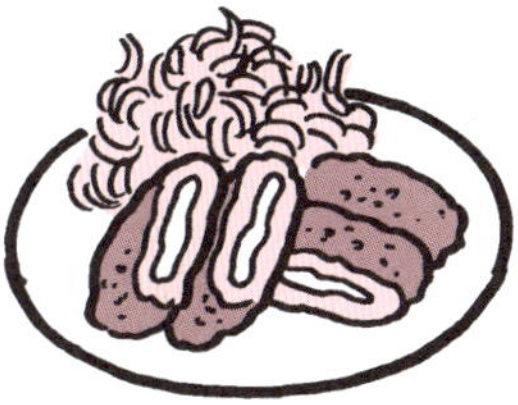

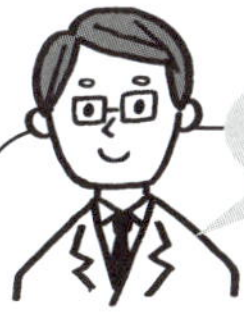

One Point Advice

香辛料を賢く使ってヘルシーに

脂質の少ない食事では物足りない、という人は、香辛料を使って風味を足してみましょう。適度な量なら肝臓に負担をかけません。食欲増進や減塩にもつながります。

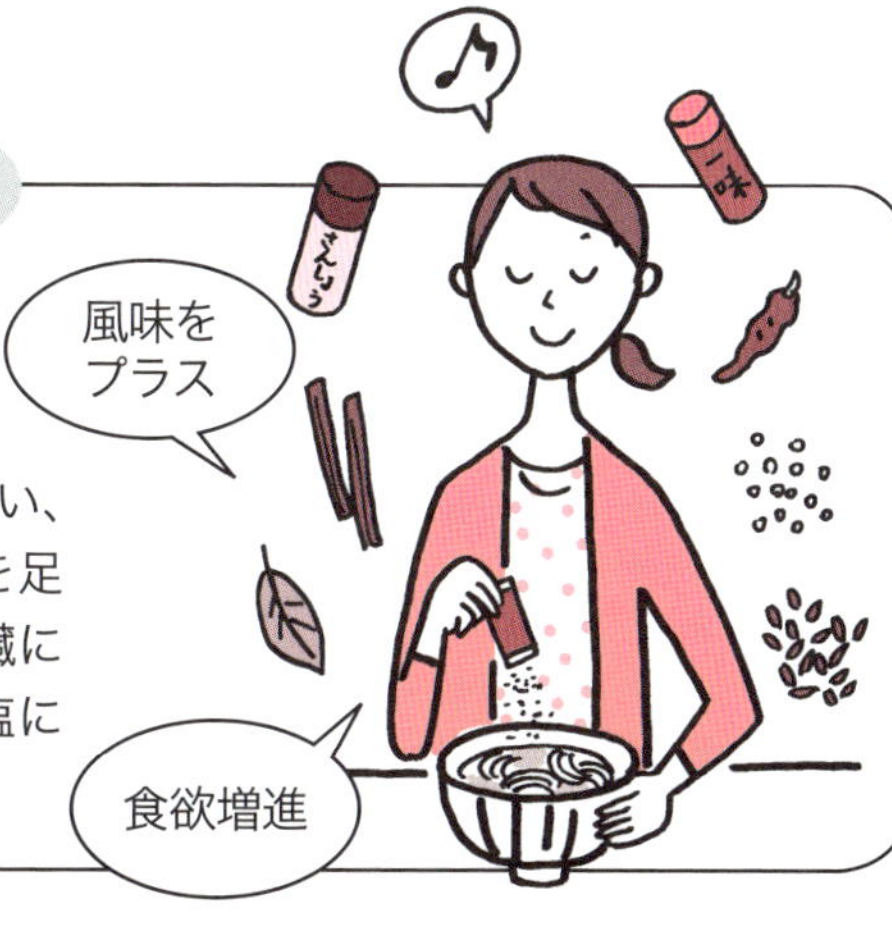

食生活
ルール5

色の濃い食材を選んで食べる

―ダメージを受けた肝臓は常にビタミン不足

肝臓が傷つくとビタミンを貯蔵できない

肝臓は脂溶性ビタミンの貯蔵庫。肝細胞が傷つくと貯蔵できなくなります。一方、水溶性ビタミンは蓄えておけません。肝臓の病気になると、ビタミン不足に陥ります。

ビタミンを補給するには、緑黄色野菜や魚介類をしっかり食べることです。サプリメントは肝臓の負担になる場合（p.106）もあるので注意してください。

蓄えておけないビタミンがある

脂溶性ビタミン

脂に溶ける性質で、ビタミンA、D、E、K がある。とくに肝臓によいのはビタミンA で、免疫力を高めたり、がんを抑制する効果がある。

ビタミンA、D、E、Kなど

水溶性ビタミン

脂質の代謝を助けるビタミンB 群と、免疫力を高めるビタミンC がある。過剰なぶんは尿と一緒に排泄されるため、体内に蓄えておけない。

ビタミンB、C

→ **積極的に食材からとり入れる**

知っておきたいビタミン豊富な食材

ビタミンA群

免疫力を高め、がんを防ぐ。油と一緒にとると吸収されやすい。食事からとるのは心配ないが、サプリメントなどによる過剰摂取は副作用のおそれがあるので注意。

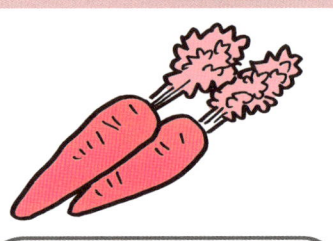

・あん肝　・モロヘイヤ　・ニンジン
（油と一緒に炒めるとよい）

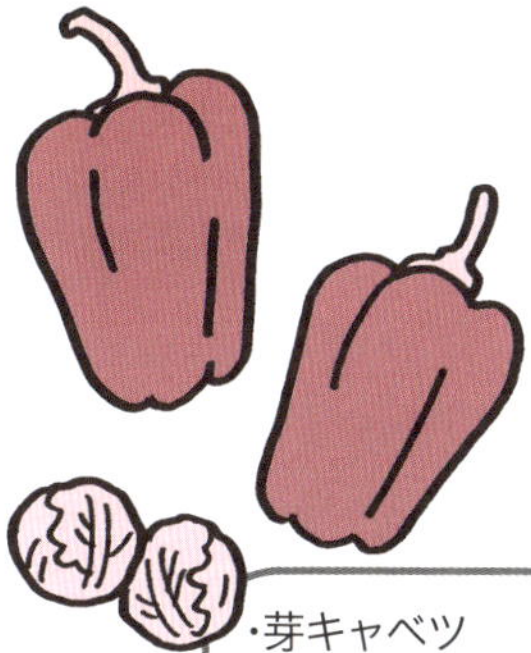

・芽キャベツ
・菜の花
・赤ピーマン

ビタミンC群

免疫力アップ、がん予防、細胞や粘膜を強化するなど健康に重要なビタミン。体内にためておけないので、こまめにとること。緑黄色野菜や果物に豊富。

ビタミンB群

ビタミンB群は、肝臓でアルコールを代謝するときに必要。お酒を飲む人はとくに意識してとりたい。緑黄色野菜のほか、肉、魚介類、乳製品に多い。

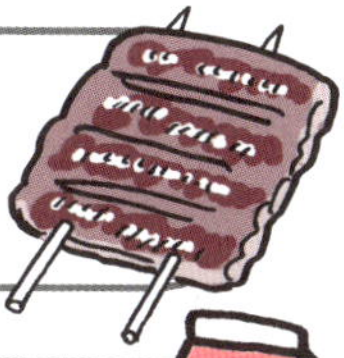

ビタミンB1
・豚ヒレ肉　・うなぎのかば焼き
・グリーンピース

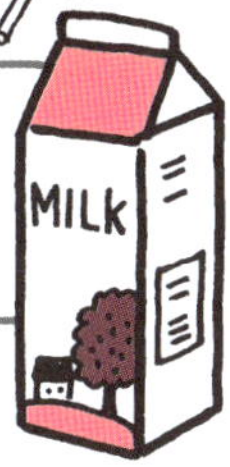

ビタミンB2
・牛乳（熱を通さないのがポイント）
・カレイ　・ヨーグルト　・モロヘイヤ

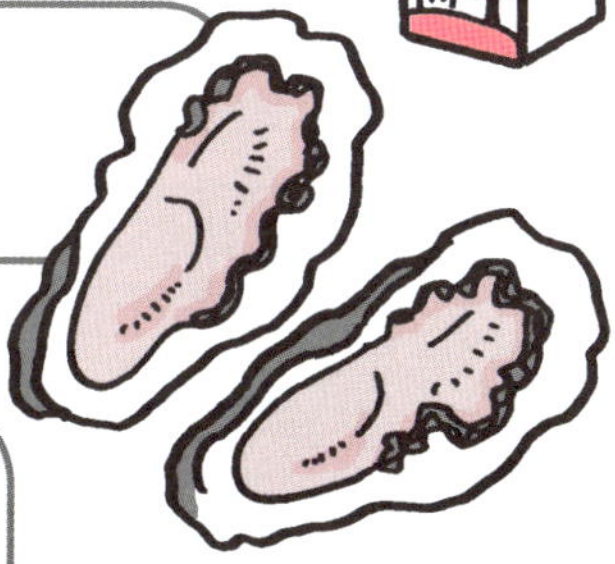

ビタミンB12
・生ガキ　・あさり
・しじみ

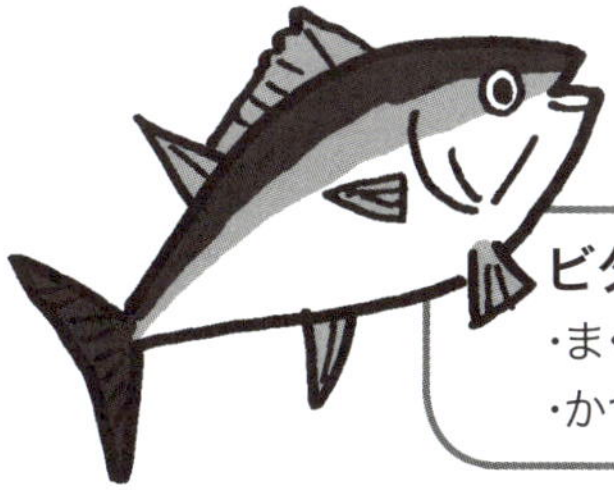

ビタミンB6
・まぐろ（血合いに豊富）
・かつお　・鮭

ビタミン飲料、野菜ジュースも有効

忙しくて自炊できない、外食が多く野菜が不足しがち……。そんな場合には、ビタミン飲料や野菜ジュースを飲むのもOK。ただし、糖分や果汁が多いので、エネルギーと糖分のとりすぎに注意。あくまでも食事の補助と位置づけて。

意外と高カロリー
＋
糖分多め
▼
とりすぎに注意

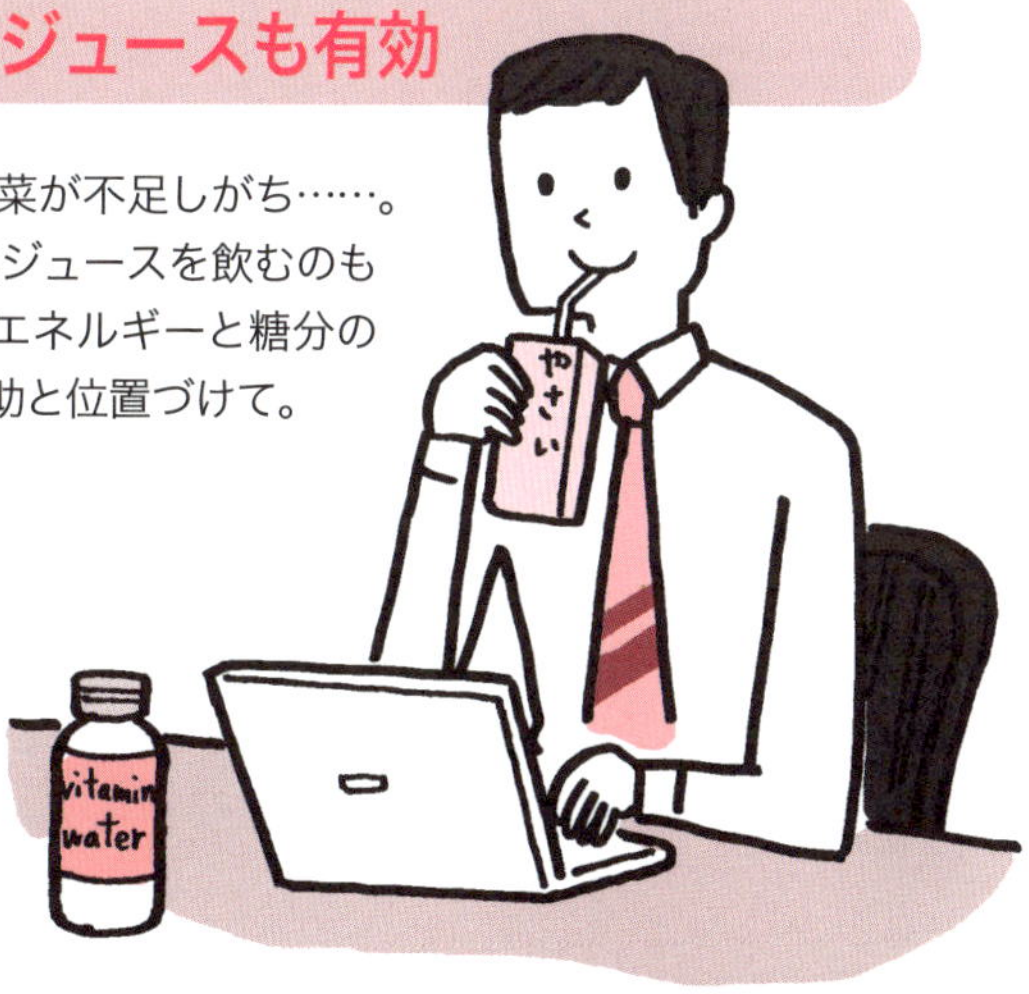

食生活
ルール6

食物繊維をたっぷりとる
—便秘で発生するアンモニアで肝性脳症《かんせいのうしょう》になることも

見落としがちな便秘と肝臓の危険な関係

腸に便がたまるとアンモニアが発生しますが、これを分解するのも肝臓の役目。便秘がひどいと、肝臓の負担が大きくなってしまいます。

それに加え、分解しきれなかったアンモニアが脳にまわると、肝性脳症（p.98）という重篤な合併症を起こすこともあるので注意が必要です。

食物繊維を十分にとり、便秘予防を心がけましょう。

健康な生活にかかせない食物繊維

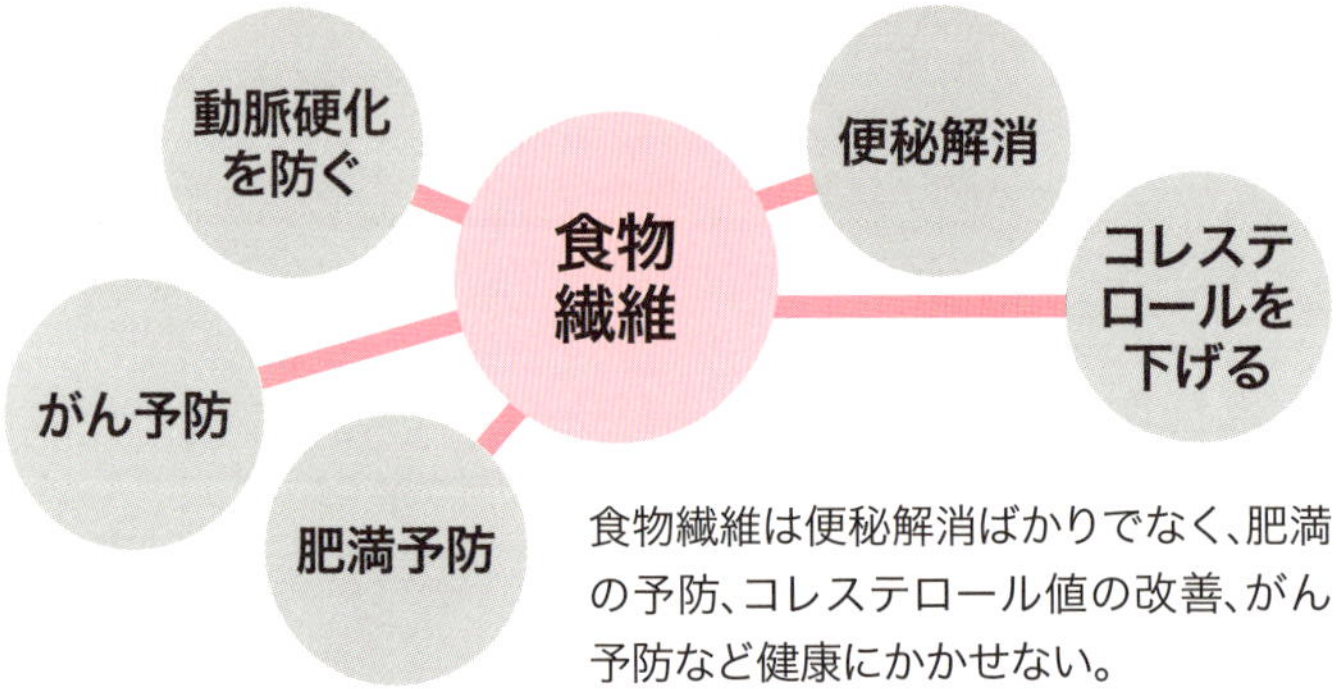

食物繊維は便秘解消ばかりでなく、肥満の予防、コレステロール値の改善、がん予防など健康にかかせない。

便秘は肝臓の大敵

腸の中に便がたまる
▼
便中のたんぱく質が分解され、アンモニアなど有害物質が発生
▼
肝臓で分解
▼
分解されないと有害物質が体内をめぐる
▼
肝性脳症になることも(p.98)

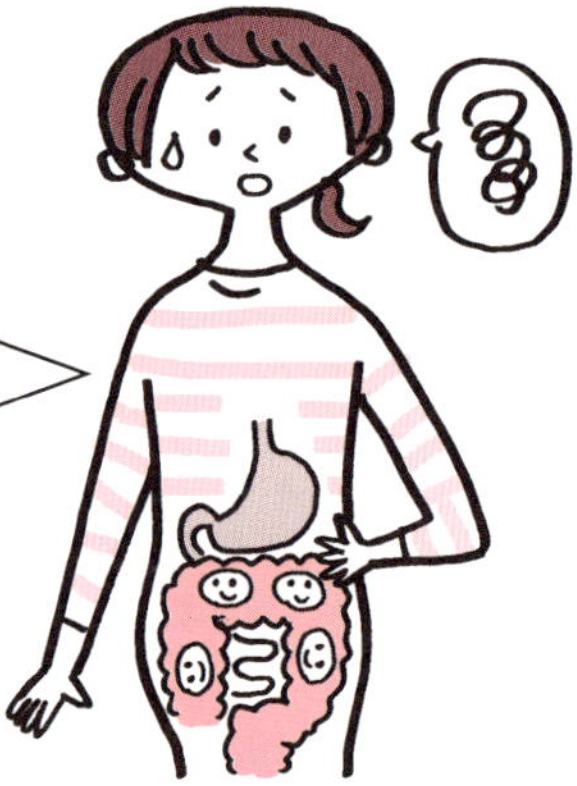

野菜以外の食材にも含まれる

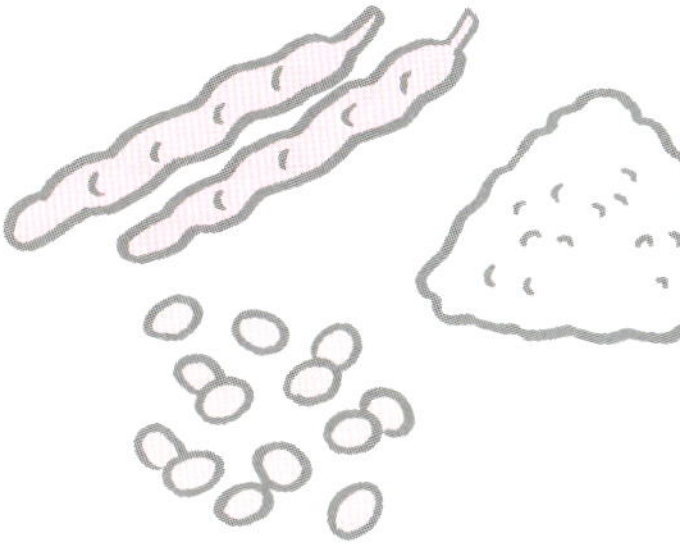

豆類

**たんぱく質もとれて
一石二鳥の優等生**

食物繊維は野菜や豆類に多く含まれる。とくに、いんげん豆(乾燥)や大豆(乾燥)、おからなどに多い。これらは良質なたんぱく源でもあるので積極的に食べたい。

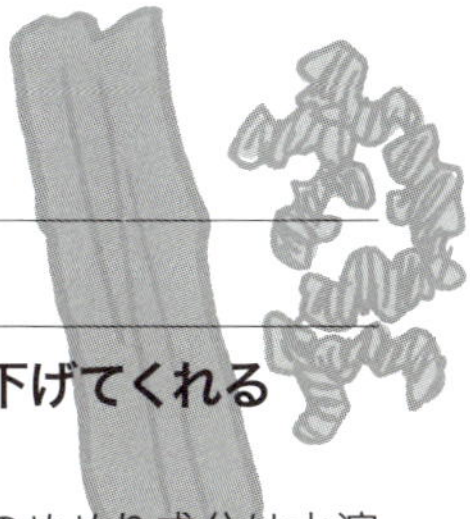

海藻類

**コレステロールを下げてくれる
水溶性食物繊維**

コンブやワカメなどのぬめり成分は水溶性食物繊維。コレステロール値を下げてくれる。ただし、コンブはヨウ素が多く、とりすぎで甲状腺機能障害を起こすことも。

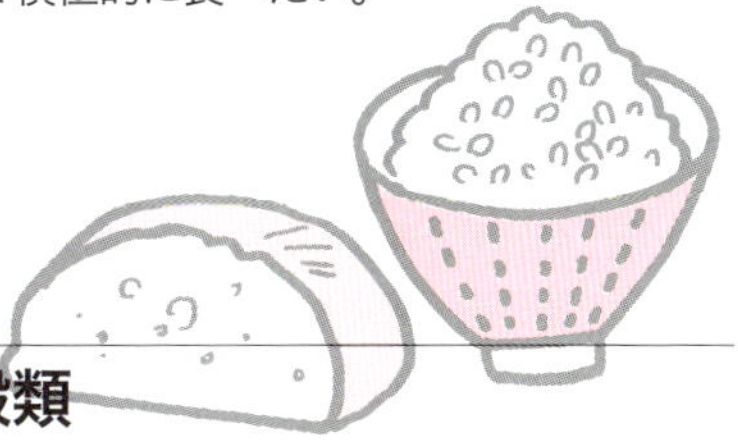

穀類

**素材そのまま、が
効率よく吸収するポイント**

毎日のように食べる白米やパンといった主食を、玄米やライ麦など未精製の穀類に替えることで食物繊維をたっぷりとれる。白米と玄米を半々にしてもよい。

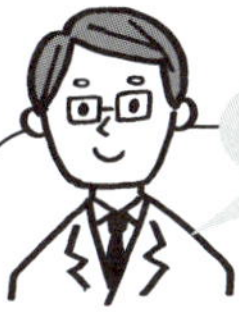

One Point Advice

**お腹に便をためないために
「出す」習慣作りを**

便秘は、薬に頼らなくても自分で治せます。朝食を食べる、歩いたり腹筋運動をする、といったちょっとした生活改善で腸のぜん動運動が活発になり、排便がスムーズに。便意を感じたらすぐにトイレにいくことも大事です。

朝食をとる

朝は水をコップ1杯飲み、朝食を食べて、胃腸を刺激。早起きしてトイレタイムを。

「出る」タイミングを逃さない

便意があったらトイレへ！　時間がないからと我慢すると、出なくなってしまう。

腹筋を鍛える

腹筋運動などをして鍛えておくと、少し腹圧をかけるだけで、排便しやすくなる。

食生活
ルール7

糖質はごはんやパスタから摂取する
―肝臓の働きを助けてくれる強い味方

糖質には３種類ある

多糖類

単糖類が複数結合したもので、穀類やいも類のデンプン、野菜や果物に含まれているペクチンなど。人間の主要なエネルギー源。

単糖類

ブドウ糖や果糖、ガラクトースなどがある。糖質の最小単位なので、体内で素早く吸収され、エネルギーとして利用される。

二糖類

単糖類が2 個結合したもので、ショ糖、麦芽糖、乳糖などがある。ブドウ糖と果糖が結合したショ糖は、砂糖の主成分。

体内でブドウ糖に

肝臓でグリコーゲンに

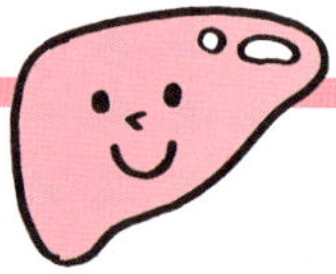

余ったぶんは脂肪になって蓄積

エネルギーとして利用されなかったグリコーゲンは、中性脂肪として肝臓に蓄えられる。脂肪がたまりすぎると、脂肪肝に。

エネルギーとして利用

血液によって運ばれ、エネルギー源となる。食事をしなくても活動できるのは、グリコーゲンが使われているから。

ダイエットしても必ずとるべき栄養素

肥満は脂肪肝をまねくので、太り気味の人はダイエットが必要です。ただし、〝主食抜き〟はダメ。ごはんやパン、麺などの糖質は、体や脳のエネルギーになるからです。

肝臓では、エネルギーが不足すると、肝機能を保つうえでかかせないたんぱく質が消費されてしまいます。糖質は、お菓子などではなく主食から、適量を摂取しましょう。

脂肪に変わりやすい果糖、ショ糖は控える

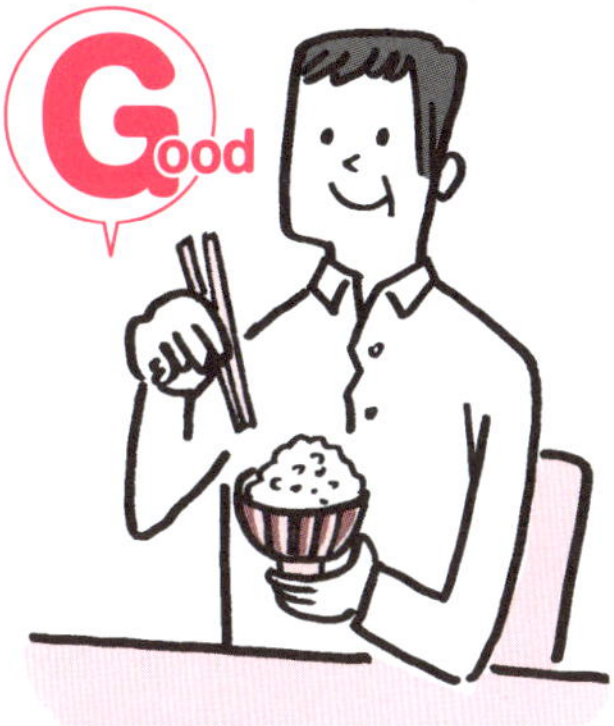

ごはんなどの主食からとる

多糖類はブドウ糖に分解されるまで時間がかかるが、単糖類や二糖類はすぐに吸収されるため太りやすい。糖質は、穀類やいも類などの多糖類から摂取したい。

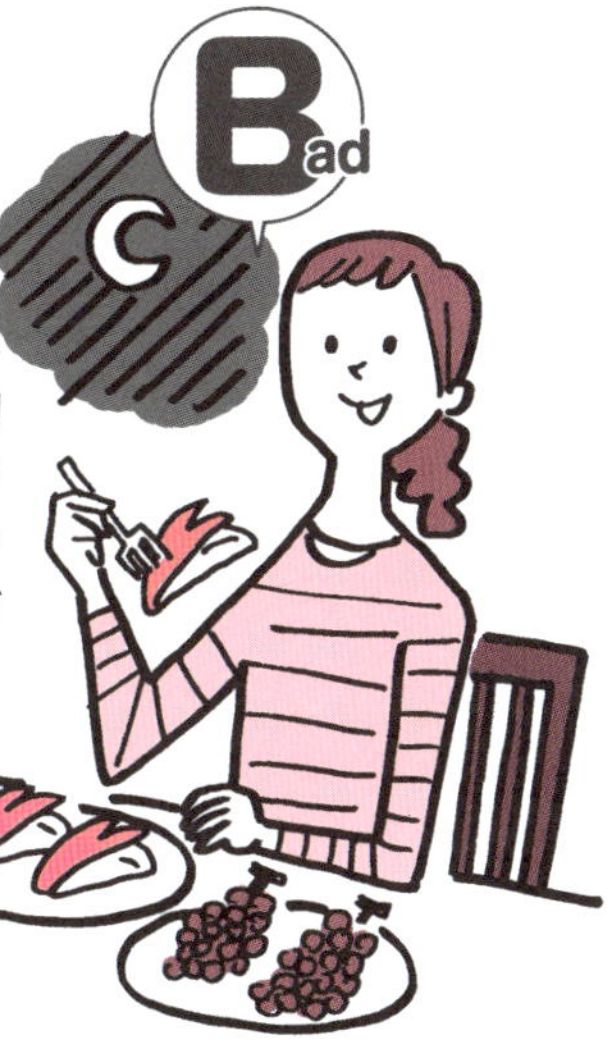

さっぱりした果物にも果糖が含まれる

〝お菓子はダメでも果物なら〟と思われがちだが、果物は果糖が多く、やはり太りやすい。適量ならビタミン補給に役立つが、食べすぎには注意。

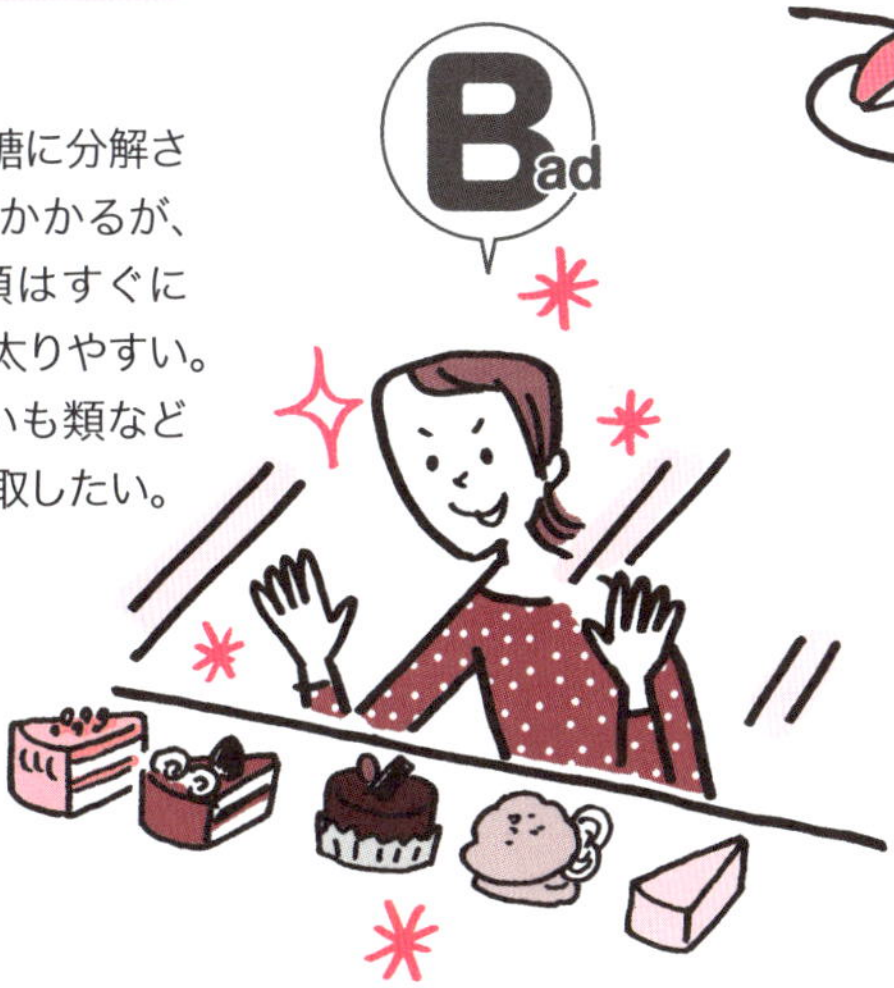

甘いお菓子にはショ糖がたくさん

お菓子は砂糖が多いので注意。とくにクリームやバターを使った洋菓子は脂質もたっぷり。お菓子を食べたいなら、せめて和菓子に。

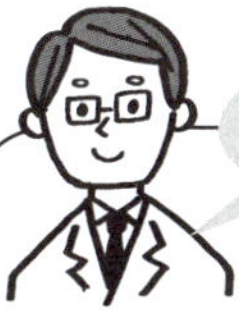

One Point Advice

糖尿病の人はさらに注意が必要

脂肪肝と糖尿病を併発していると脂肪肝炎に進みやすいことがわかっています。主治医の指示にしたがい、食事の管理をより厳格におこないましょう。

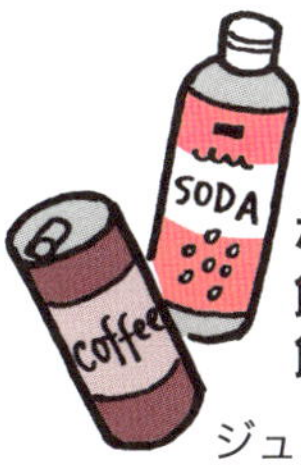

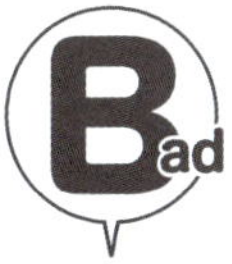

なにげなく飲んでいる飲み物にも糖質が

ジュースやスポーツ飲料、栄養ドリンクなどには、糖質が多く含まれている。コーヒー飲料は、ミルク成分も含まれており、脂質のとりすぎにつながることも。

食生活
ルール8

薄い味つけを心がける
——塩分過多が腹水《ふくすい》やむくみを悪化させる

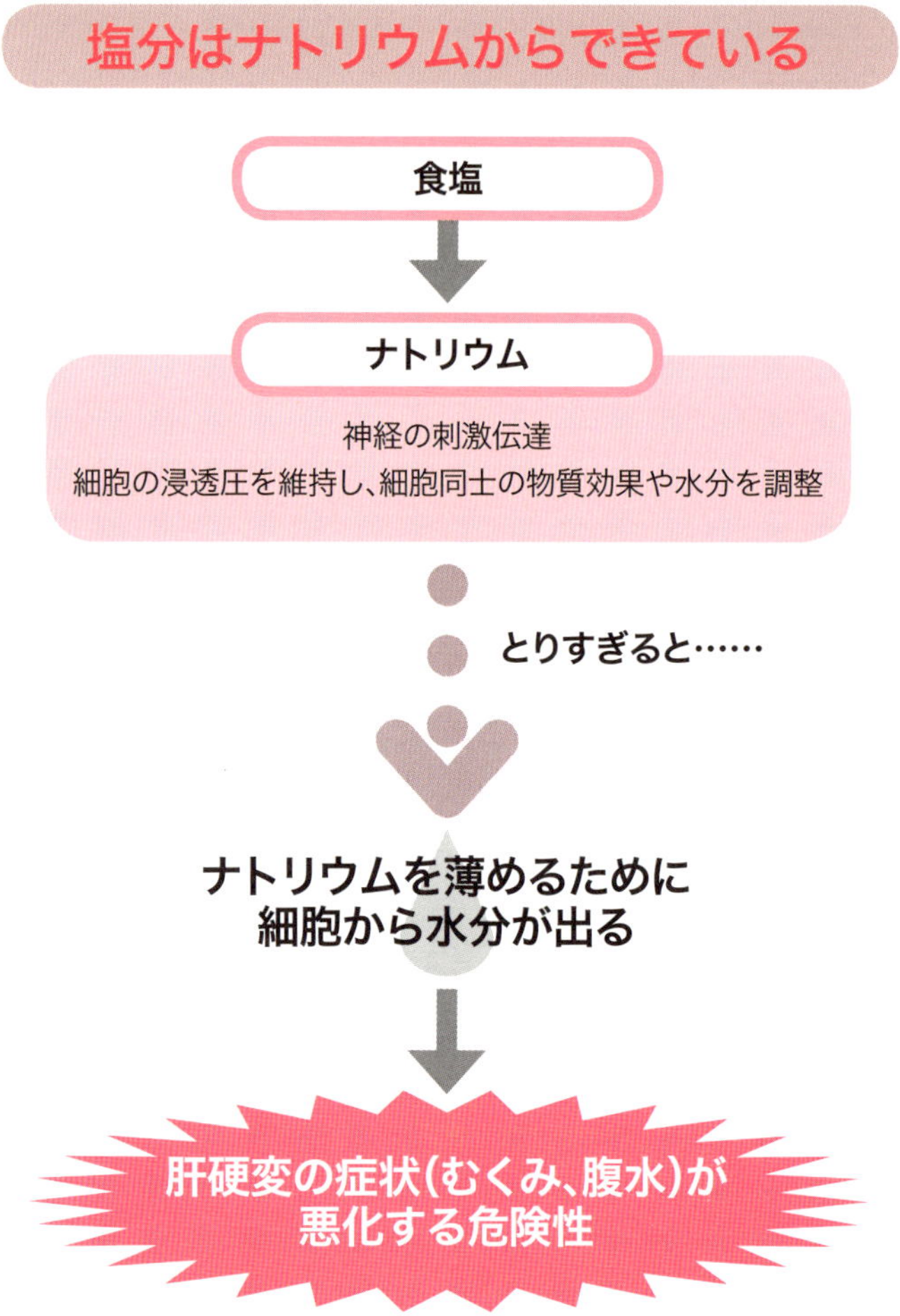
塩分はナトリウムからできている
食塩
ナトリウム
神経の刺激伝達
細胞の浸透圧を維持し、細胞同士の物質効果や水分を調整
とりすぎると……
ナトリウムを薄めるために
細胞から水分が出る
肝硬変の症状(むくみ、腹水)が
悪化する危険性

塩分は水分を呼び寄せる

食塩の成分であるナトリウムには、体内の水分を調節する働きがあります。塩分をとりすぎていると、細胞から水が浸透し、血液量が増え、むくみや高血圧が起こります。

肥満の人や肝硬変で腹水がある人は、塩分をとりすぎないようにしてください。とくに肝硬変では、1日の塩分摂取量を制限されます。それを守りましょう。

ナトリウムの排泄を手伝う2つの栄養素

カリウム

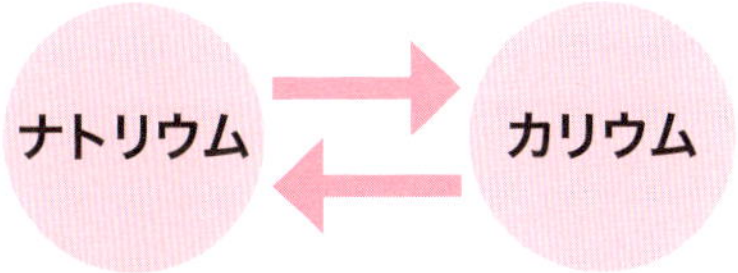

相互に作用して 細胞の浸透圧を調整する

カリウムは、ナトリウムと互いに作用し合って、細胞の内液と外液の浸透圧を保つ働きをしている。カリウムを補給することで、余分なナトリウムを排泄できる。

カルシウム

日本人はカルシウム不足。強い骨作りのためにも摂取する

カルシウムにも余分なナトリウムを排泄する働きがある。日本人はカルシウム不足になりがちなので、積極的に摂取したい。田作りや乳製品に多く含まれている。

カリウムを多く含む食材

	1食あたりの含有量
刻み昆布	820㎎/10ｇ
大豆	570㎎/30ｇ
するめ	550㎎/50ｇ
さといも	512㎎/80ｇ
トマトジュース	507㎎/105ｇ
アボカド	504㎎/70ｇ
やまといも	472㎎/80ｇ
さつまいも	470㎎/100ｇ

カルシウムを多く含む食材

	1食あたりの含有量
田作り	750㎎/30ｇ
干しえび	710㎎/10ｇ
どじょう	440㎎/40ｇ
ヨーグルト	252㎎/210ｇ
牛乳	231㎎/210ｇ
がんもどき	216㎎/80ｇ

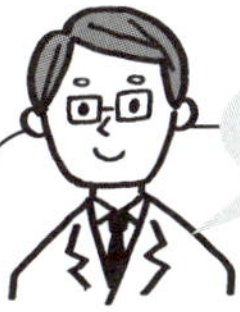

One Point Advice

鉄分はとりすぎに注意

余分な鉄分は肝臓に貯蔵されますが、肝硬変の人は、鉄分のとりすぎが病状を悪化させることがわかっています(p.119)。レバーやひじき、あさりの佃煮などのとりすぎには気をつけて。

ナトリウムの排泄を促すカリウムやカルシウムを含む食材と一緒にとると効果的です。薄味の食事に慣れるためには、ダシを濃くしたり、粗塩や香辛料を使ってみましょう。

※含有量は『最新版　からだに効く　栄養成分バイブル』(主婦と生活社)より。

食生活
ルール9

基本は禁酒。症状により少量ならOK

―肝臓の仕事を増やさないようアルコールとうまくつき合う

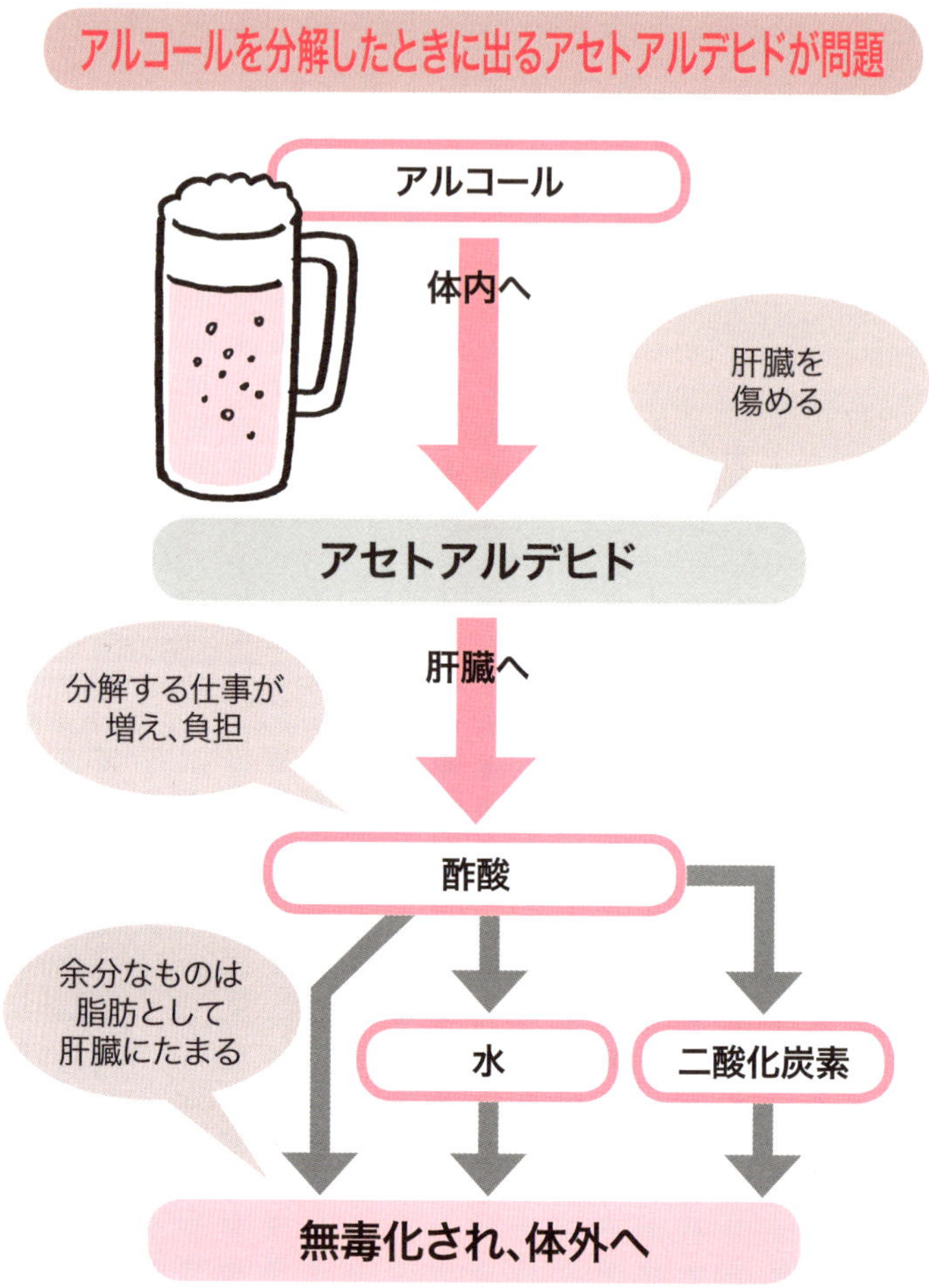

ウイルス性肝炎、肝硬変（非代償期）以外は少量ならOK

肝臓病になったら、お酒を断つのが原則です。肝臓にとって、アルコールの分解は負担。悪化の原因にもなります。

ウイルス性肝炎や肝硬変（非代償期）のときには、必ず禁酒を守ってください。

それ以外で症状が安定していれば、少量の飲酒はOK。ただし、適量を守り、休肝日をもうけることを忘れずに。

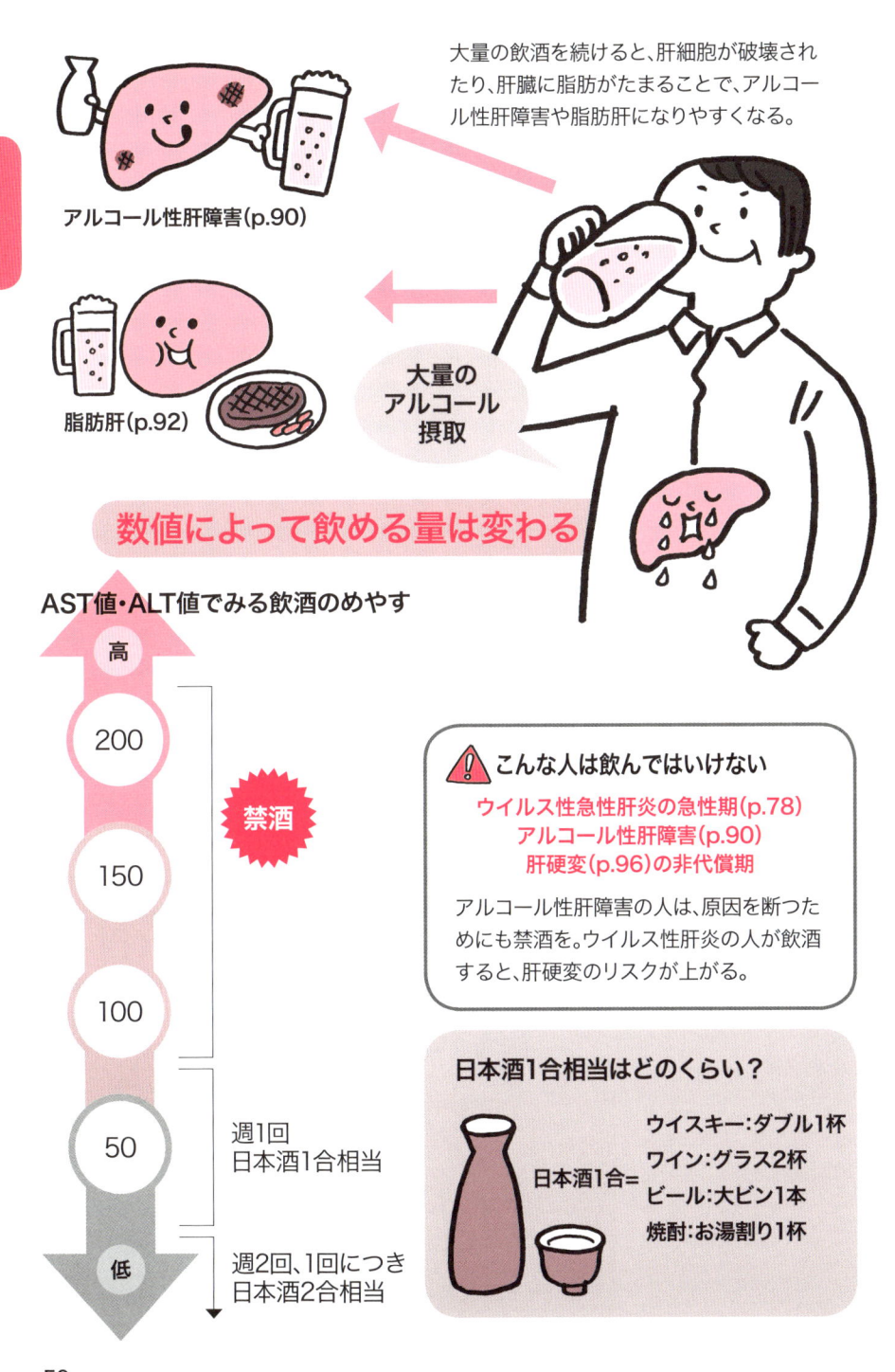

大量の飲酒を続けると、肝細胞が破壊されたり、肝臓に脂肪がたまることで、アルコール性肝障害や脂肪肝になりやすくなる。

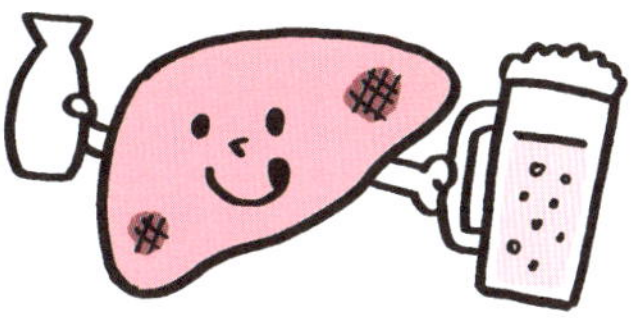

アルコール性肝障害（p.90）

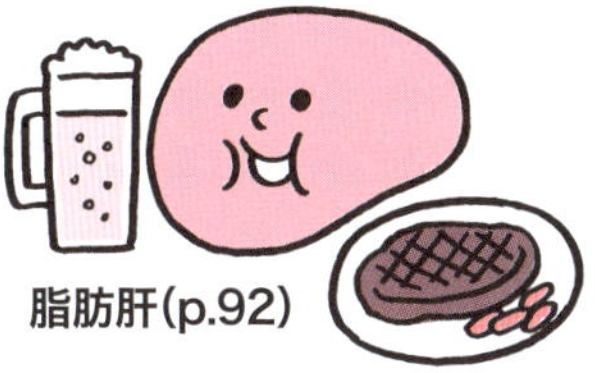

脂肪肝（p.92）

数値によって飲める量は変わる

AST値・ALT値でみる飲酒のめやす

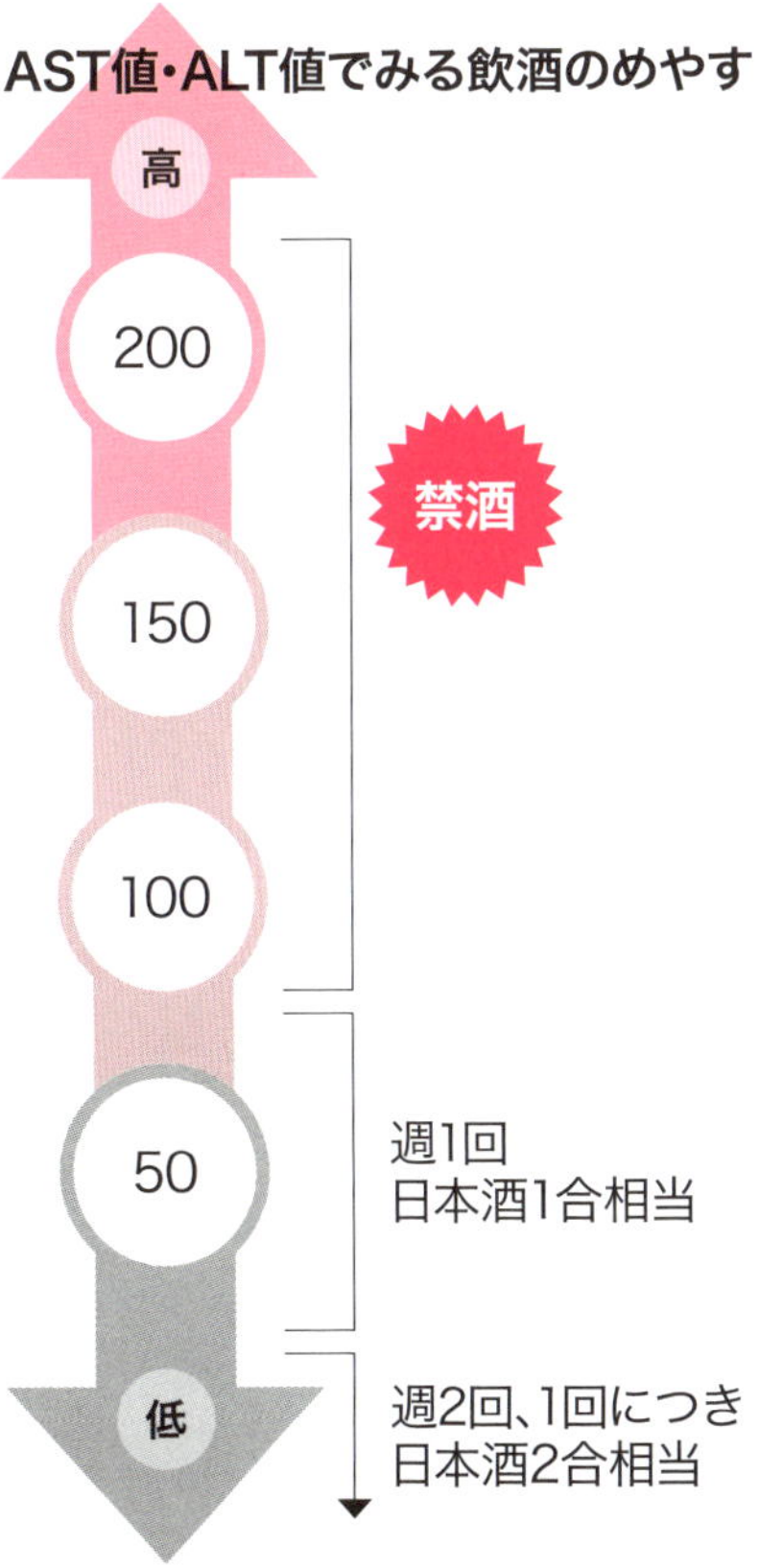

こんな人は飲んではいけない

ウイルス性急性肝炎の急性期（p.78）
アルコール性肝障害（p.90）
肝硬変（p.96）の非代償期

アルコール性肝障害の人は、原因を断つためにも禁酒を。ウイルス性肝炎の人が飲酒すると、肝硬変のリスクが上がる。

日本酒1合相当はどのくらい？

日本酒1合＝
- ウイスキー：ダブル1杯
- ワイン：グラス2杯
- ビール：大ビン1本
- 焼酎：お湯割り1杯

どうしても飲みたい人のために……

お酒を飲むときに知っておきたい6ポイント

Point1

**体に「よい酒」「悪い酒」はない！
濃さが問題**

お酒好きな人は〝ワインは健康によい〟などと理由をつけて飲酒しがち。しかし、肝臓にとって「いい酒」も「悪い酒」もなく、アルコールに換算した量が問題。濃いほうが、肝臓の負担は大きい。

Point2

**濃いお酒は薄めて
かさ増しする**

ウイスキーなどのアルコール度数の高いお酒は、ストレートで飲まずに、水割りにするなど薄めて飲む。アルコール摂取量をおさえられる。

ワインなら……
＋オレンジジュース
↓
サングリアに

ウイスキーなら……
＋水 → 水割りに
＋ソーダ → ハイボールに

焼酎なら……
＋お湯
↓
お湯割りに

Point3

**「チャンポン」は
どれくらい飲んだか
わからなくなる**

いわゆる「チャンポン」は、何種類も飲むのが悪いのではない。それぞれのお酒を満足するまで飲むと、どれくらい飲んだかわからなくなってしまうのが問題。飲酒量は守るようにしよう。

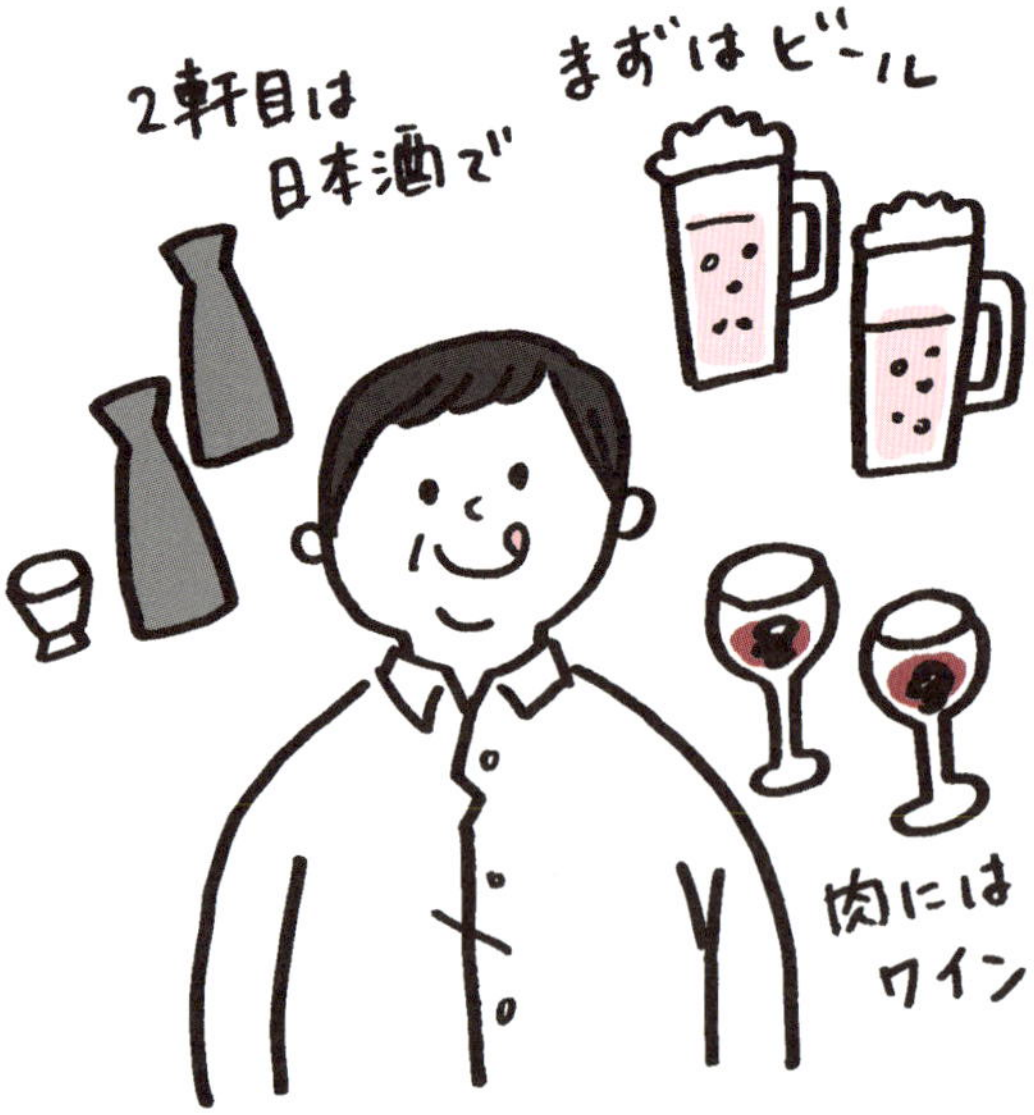
2軒目は
日本酒で
まずはビール
肉には
ワイン

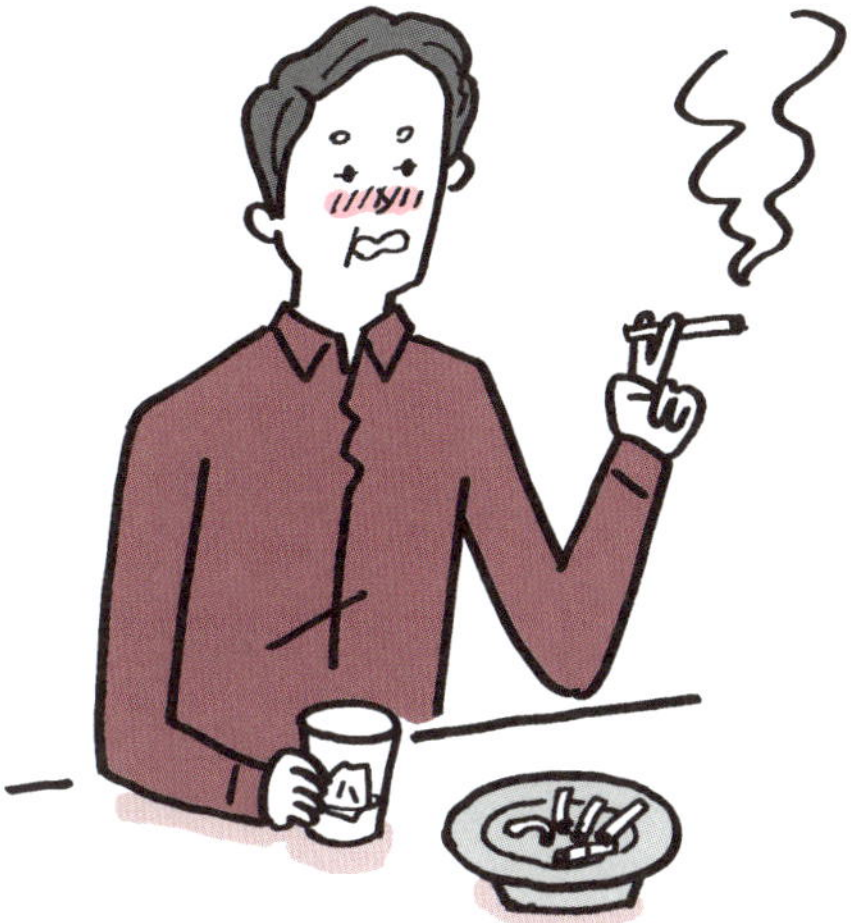

Point4

飲む前、飲んだ後にビタミンを補給する

ビタミンには、肝細胞の回復を助け、脂肪の蓄積を防ぐ働きが。お酒を飲む前後には、野菜のおつまみやフルーツ、野菜ジュースなどをとってビタミン補給を！

Point5

飲んだら2〜3日休肝日をもうける

1日飲酒したら、肝臓を休ませるために、2〜3日はお酒を飲まない日(休肝日)を作る。こうすることで、1週間あたりの総飲酒量を減らせる。

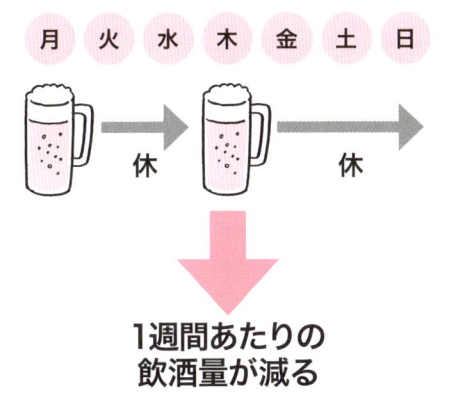

1週間あたりの飲酒量が減る

Point6

お酒がすすむとタバコもすすみがち

喫煙は肝臓がんのリスクを高めるが、タバコだけの影響かどうかはわかっていない。とはいえ、お酒とタバコを一緒にたしなむ人は少なくない。どちらも一度手にすると量が増えがちなので要注意。

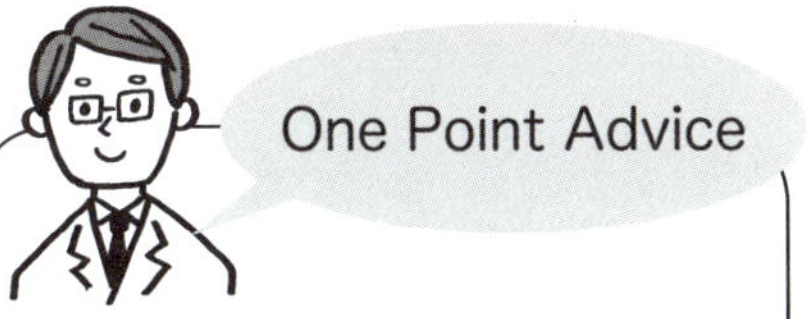

お酒に弱い人はどう決まる？

お酒の強さは、アセトアルデヒドを酢酸に分解時に必要なアセトアルデヒド脱水素酵素で決まります。遺伝的に活性型の人はお酒に強く、低活性型の人は弱く、不活性型の人はまったく飲めません。

ノンアルコールビール、低カロリーのお酒がおすすめ

ノンアルコールのお酒は、アルコールによる肝臓への悪影響がない。低カロリーのお酒も、脂肪がたまりにくいのでおすすめ。

効く食材セレクション

肝臓に効く食材はたくさんあります。１つの食材に偏らず、バランスよく食べましょう。

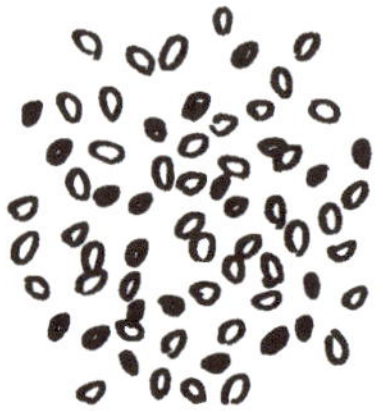

ごま

【よい成分】セサミン

抗酸化物質のセサミンは、アルコールの分解を促し、アセトアルデヒドの毒性を弱める。肝臓がんを防ぐ効果も期待される。

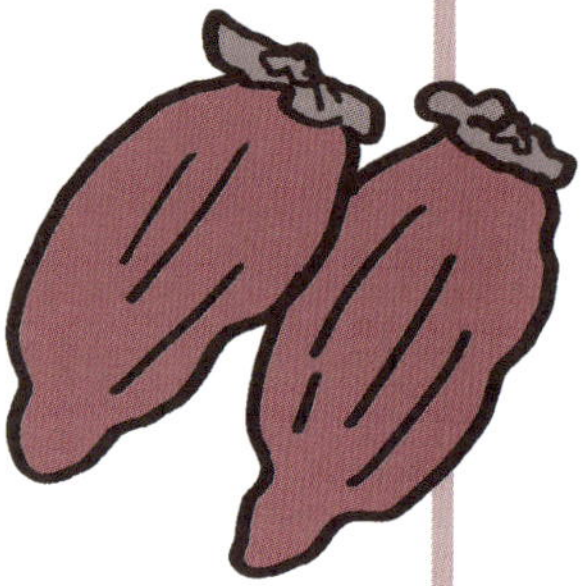

干し柿

【よい成分】食物繊維、タンニン

食物繊維が豊富で便秘予防にも！　柿の渋み成分であるタンニンが、アルコールの吸収をおさえるので、悪酔い防止に役立つ。

キャベツ

【よい成分】グルコシノレート、イソチオシアネート

グルコシノレートが肝臓の解毒作用を活発にする。生キャベツを切ったり噛んだりしたときに生じるイソチオシアネートには抗がん作用もあるとされる。

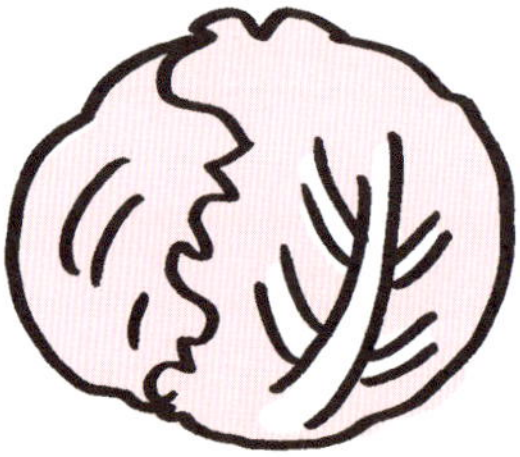

しそ

【よい成分】ルテオリン

ルテオリンは、抗酸化物質のフラボノイドの一種。炎症をおさえるので、肝炎の予防に役立つ。

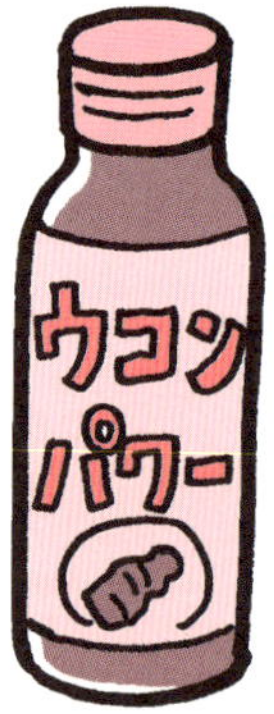

ウコン（ターメリック）

【よい成分】クルクミン

黄色の着色料としても使われる香辛料。肝臓の解毒作用を高める。胆汁の分泌が促進されるので、肝機能もアップ！　抗がん作用も高いといわれる。

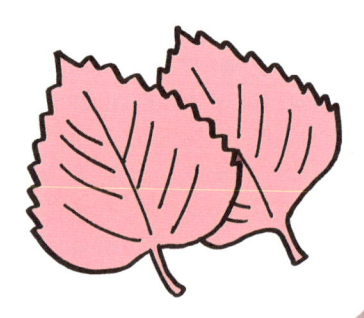

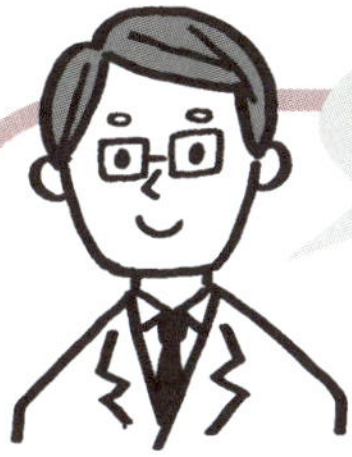

One Point Advice

他にもたくさん！肝臓に

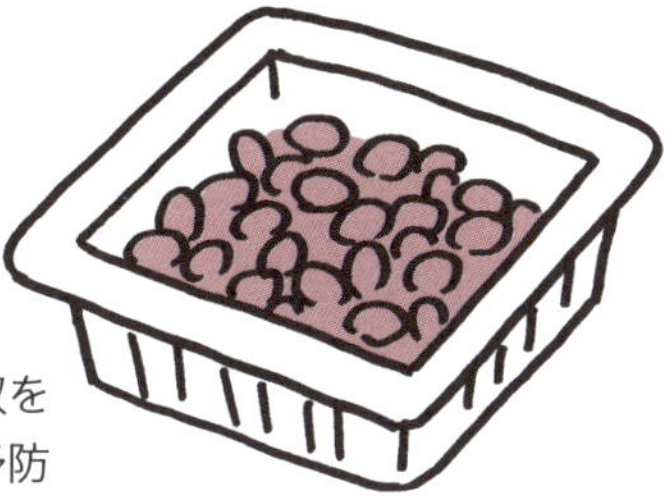

納豆

【よい成分】たんぱく質、ビタミンB_2、ムチン、ナットウキナーゼ

ムチンが胃粘膜を守り、アルコールの吸収を遅らせる。ナットウキナーゼには、血栓を予防し、コレステロール値を下げる効果もある。たんぱく質やビタミンB_2の補給にも。

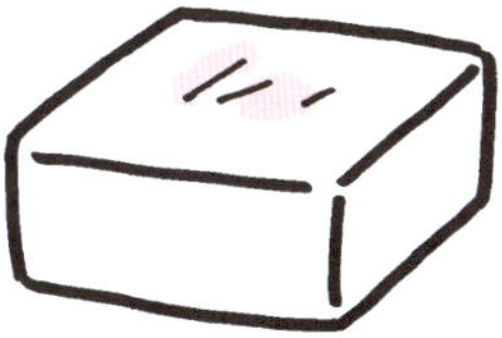

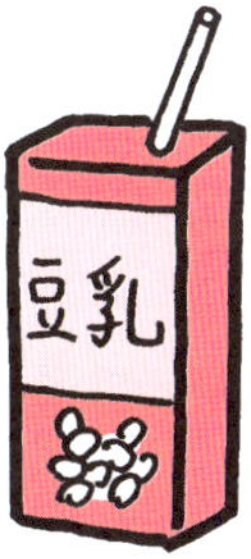

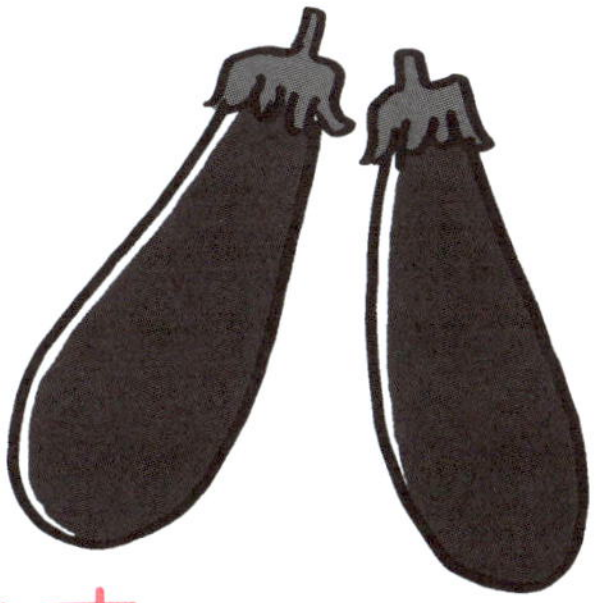

豆腐・豆乳

【よい成分】たんぱく質、大豆サポニン

植物性のすぐれたたんぱく源。大豆サポニンには、脂肪の吸収や合成をおさえたり、過酸化脂質の産生をおさえることで、肝臓の負担を軽減する働きもある。

なす

【よい成分】ナスニン

なすの皮の紫色は、ナスニンというポリフェノールによるもの。ナスニンは強力な抗酸化物質で、抗がん作用がある。皮つきのまま食べるとよい。

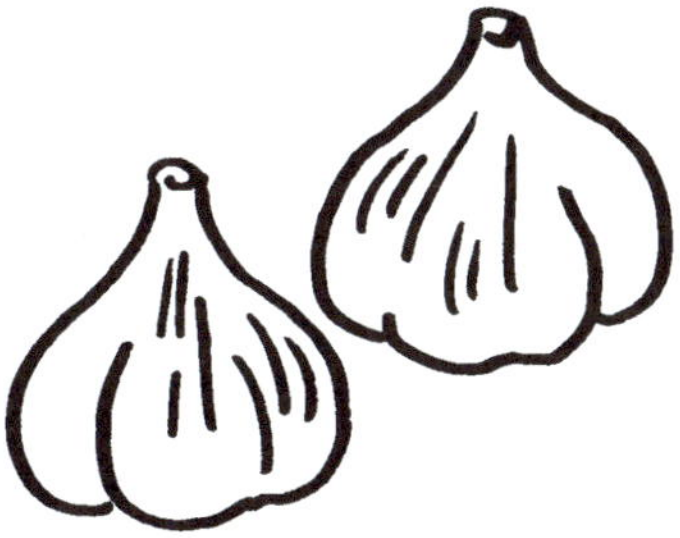

にんにく

【よい成分】ビタミンB_1、アリシン、スコルジニン

ビタミンB_1には肝機能を高める働きがあり、臭いの成分アリシンと結びつくと体内での吸収が高まる。スコルジニンには、脂肪の蓄積を防ぐ作用が。

運動
ルール10

1日30分のウォーキングをする
―AST値・ALT値が100IU/ℓ未満なら体を動かす

適度な運動が健康な肝臓を作る

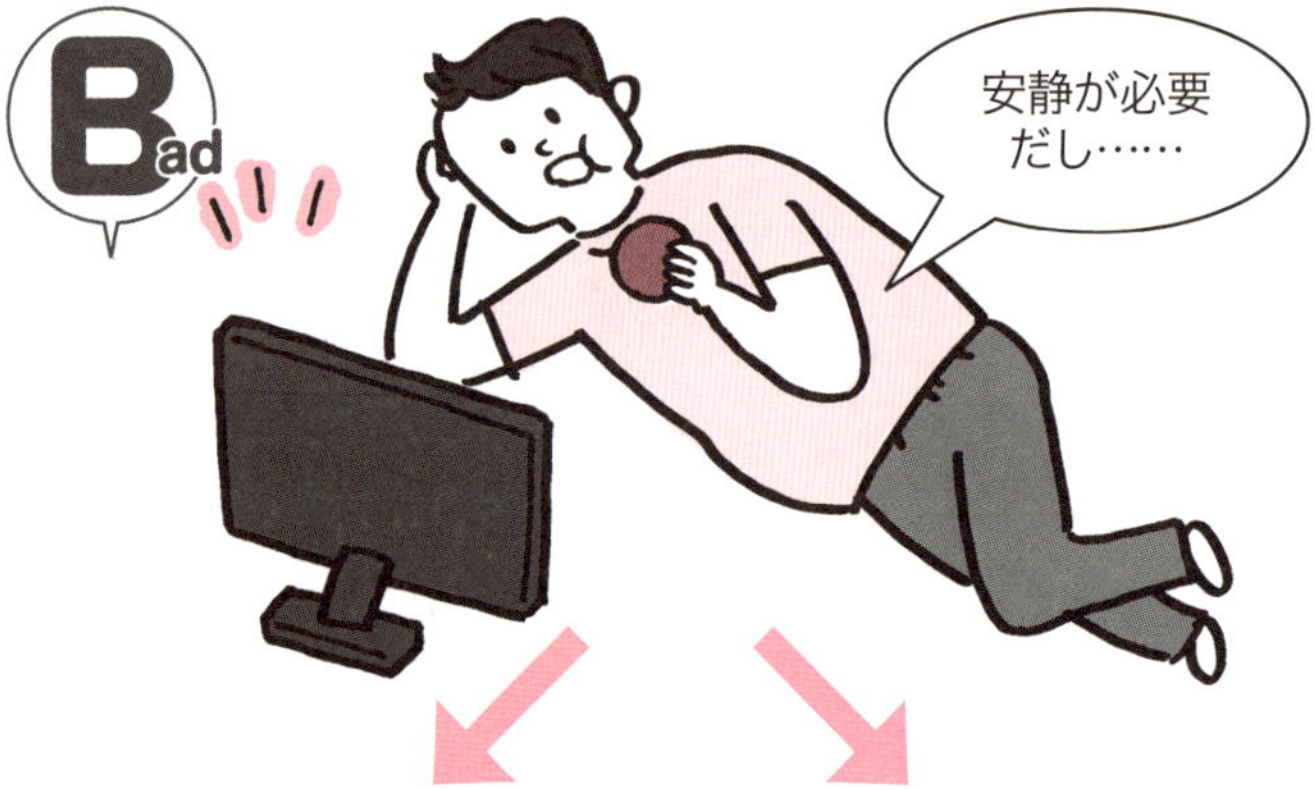

食後の休みは必要だが
1日中ダラダラはNG！

肝臓の負担を軽くするため、食後は安静にする(p.43)。ただし、1日中ダラダラしていると太る。生活にメリハリを。

筋肉がつかない
＝脂肪がつきやすい

運動しないと、筋肉量が減り、食事からとったエネルギーを効率よく使うことができない。余ったぶんが脂肪として蓄積する。

こんな人は運動は控えて

黄疸《おうだん》(p.33)が出ている
肝硬変の腹水《ふくすい》(p.99)が出ている
急性期・活動期の肝炎
AST値・ALT値が200IU/ℓ以上

おすすめは
有酸素運動

ウォーキングや水泳など、継続的に酸素をとり込み、脂肪や糖を燃焼させる運動。

過度の安静は逆効果。適度に動く

肝臓病の場合、過度の安静は逆効果です。運動不足によって脂肪がたまり、肥満や脂肪肝をまねくからです。

症状が安定しているときには、適度な運動を日課にしましょう。おすすめは、歩くこと。脂肪を燃焼させるためには、30分以上続けて歩くことが大切です。ただ、AST値とALT値が100IU/ℓ以上のときは、軽めにしてください。

通勤時に一工夫！ウォーキングの習慣をつける

こんな落とし穴に注意

自転車　自転車で近所に買い物にいく程度では、エネルギーをあまり消費しない。
犬の散歩　歩いているとはいえ、立ち止まることが多いので、さほど運動にはならない。

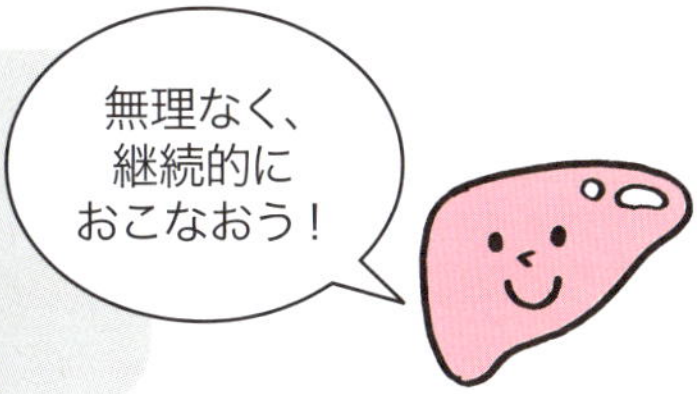

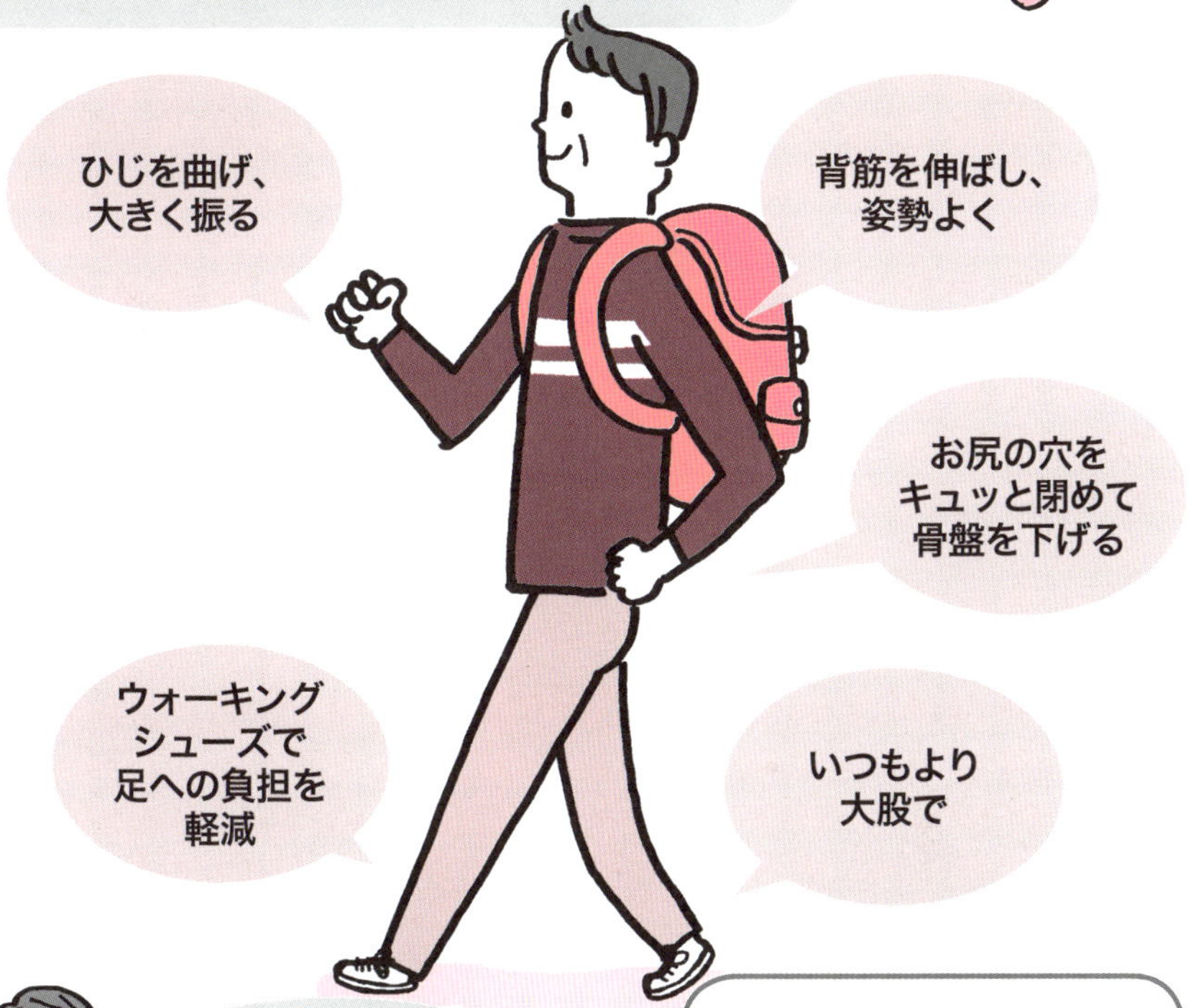
ひじを曲げ、
大きく振る
背筋を伸ばし、
姿勢よく
お尻の穴を
キュッと閉めて
骨盤を下げる
ウォーキング
シューズで
足への負担を
軽減
いつもより
大股で

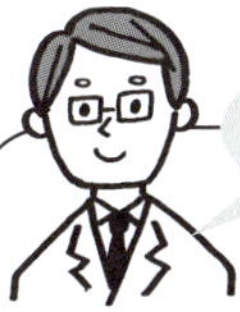

One Point Advice

体調の悪いときは運動を控える

運動は毎日続けることで効果が現れます。ただし、体調が悪いときは、無理せず、中止してください。体の状態を主治医に相談して、指導を仰ぎましょう。

普段の生活にとり入れるポイント

- 通勤時、1駅手前で降りて歩く
- 腕を振れるよう、かばんをリュックサックにチェンジ
- 革靴の人は、通勤時にウォーキングシューズを履き、会社で履きかえる

日常生活 ルール11

ぬるめのお湯で半身浴をする

——熱湯、長風呂は肝臓の負担に

体があたたまると肝臓への血流が減る

入浴は疲労回復や血行改善に役立ちますが、肝臓にとっては負担になることも。体があたたまると、血流が皮膚表面に集まり、内臓への血流が減るため、肝臓の働きが一時的に低下するのです。

ぬるめのお湯で半身浴が、肝臓にやさしい入浴の方法といえます。お風呂上がりは、湯ざめしないように気をつけてください（p.72）。

肝臓が苦手なのはこんなお風呂

Bad 熱いお湯

熱い湯で末梢血管が開き、血流が皮膚表面に集中。肝臓への血流は減り、働きが低下する。

→ **ぬるめのお湯にする**

Bad 長風呂

水圧が全身にかかり、エネルギーを消費。20 分間の入浴は、1㎞ を5、6 分で走るのと同程度。

→ **湯船に浸かるのは10分まで**

Bad 食事、飲酒後の入浴

食後は、消化のために、胃腸や肝臓に血液が集まるが、入浴で肝臓への血流が減ってしまう。

Bad 運動直後の入浴

運動後、さらに入浴によってエネルギーを消費すると、肝臓だけでなく心臓の負担にも。

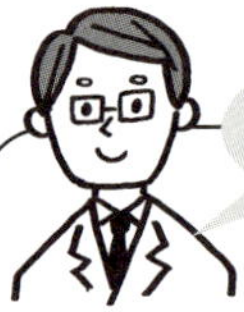

One Point Advice

温泉でゆっくり……は肝臓にはNG

昔から、慢性病には湯治がよい、といわれますが、肝臓病は例外。温泉に出かけるなら、主治医に相談しましょう。

<温泉にいくときの注意点>

- 必ず主治医に相談してから
- 10分ほどで湯から上がる
- 入浴は1泊につき1回まで

日常生活
ルール12

ストレスをためないで過ごす

―自律神経が乱れると肝臓の働きが悪くなる

ストレスで血圧が上昇、肝臓の負担に

精神的ストレス
↓
アドレナリンが分泌される
↓
脈拍が増える
血圧が上昇
↓
肝臓への血流が減り、
肝臓の負担に

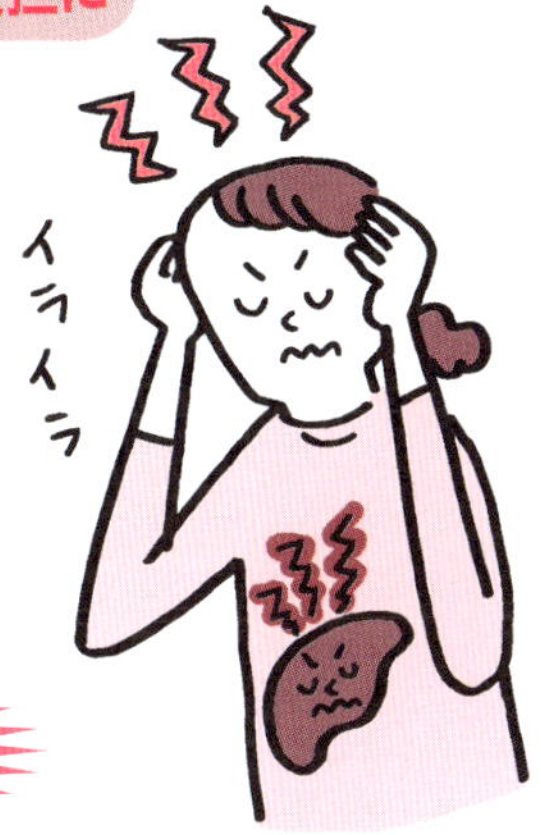

少しだけ考え方を変えてみる

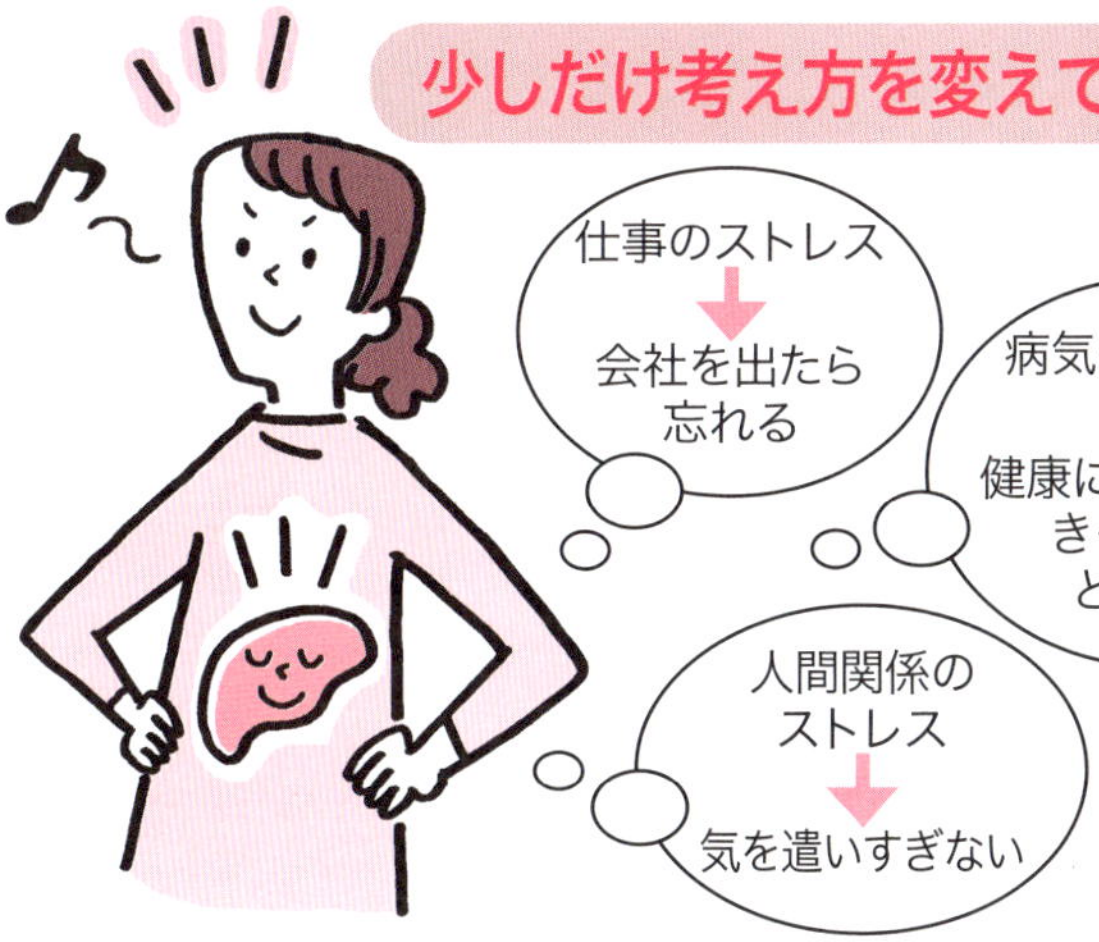
仕事のストレス
会社を出たら
忘れる
病気のストレス
健康に気をつける
きっかけと
とらえる
人間関係の
ストレス
気を遣いすぎない

ストレスをためないよう考え方を変える

ストレスも肝臓の大敵。ストレスがかかると、交感神経と副交感神経からなる自律神経が乱れ、交感神経が優位になり、血液中にアドレナリンが増えます。脈拍と血圧が上がった結果、肝臓への血流量が減り、負担がかかることに。

ストレスの種はさまざまですが、考え方を少し変えれば、前向きになれるでしょう。

日常生活
ルール13

1日7〜8時間は眠るようにする
―肝臓を休ませる時間を確保する

最低7時間は確保する

睡眠は有効な治療法

成長ホルモンが分泌され、細胞を修復

入眠後に分泌が高まる成長ホルモンは、子どもだけでなく大人にも大切なホルモン。ダメージを受けた肝細胞の修復をしてくれる。

エネルギーの消費がおさえられ、免疫力UP

寝ているときは、エネルギーをほとんど消費せず、肝臓の代謝活動も少ない。そのため、肝臓の免疫力が高まるといわれている。

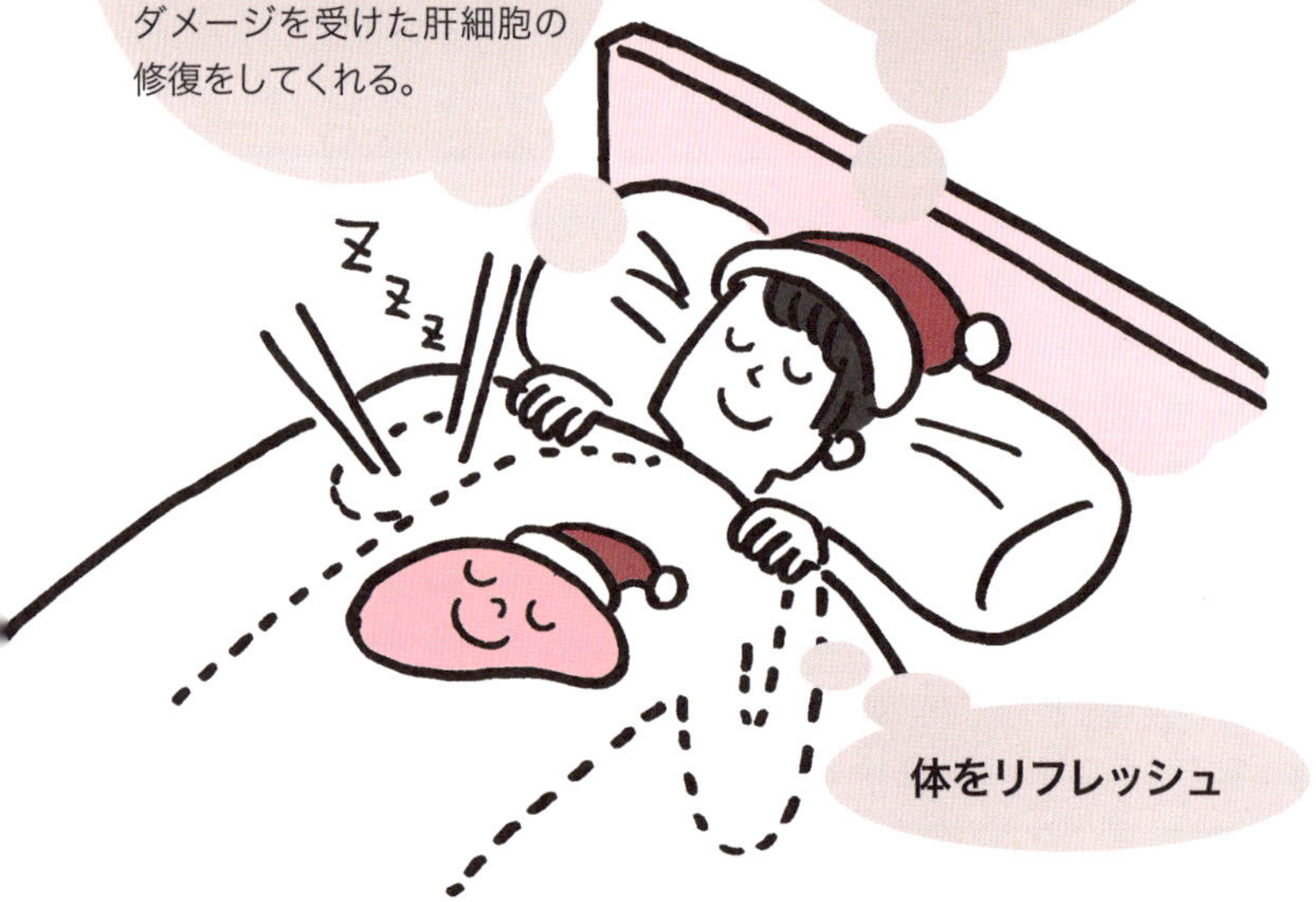

横になるだけで肝臓への血流がアップ

肝臓を休ませてあげるためには、寝るのがいちばん。7〜8時間は眠るようにしたいものです。

忙しくてそんなに睡眠時間をとれないという人は、合間に横になるだけでもよいでしょう。肝臓への血流量は、立っているときに比べて、横になっているときのほうが約30％も増えるのです。

また、短時間でも質のよい

「好きな時間に寝る」ではダメ！ 規則正しい生活を

就寝時間が遅いと体の修復が不十分に

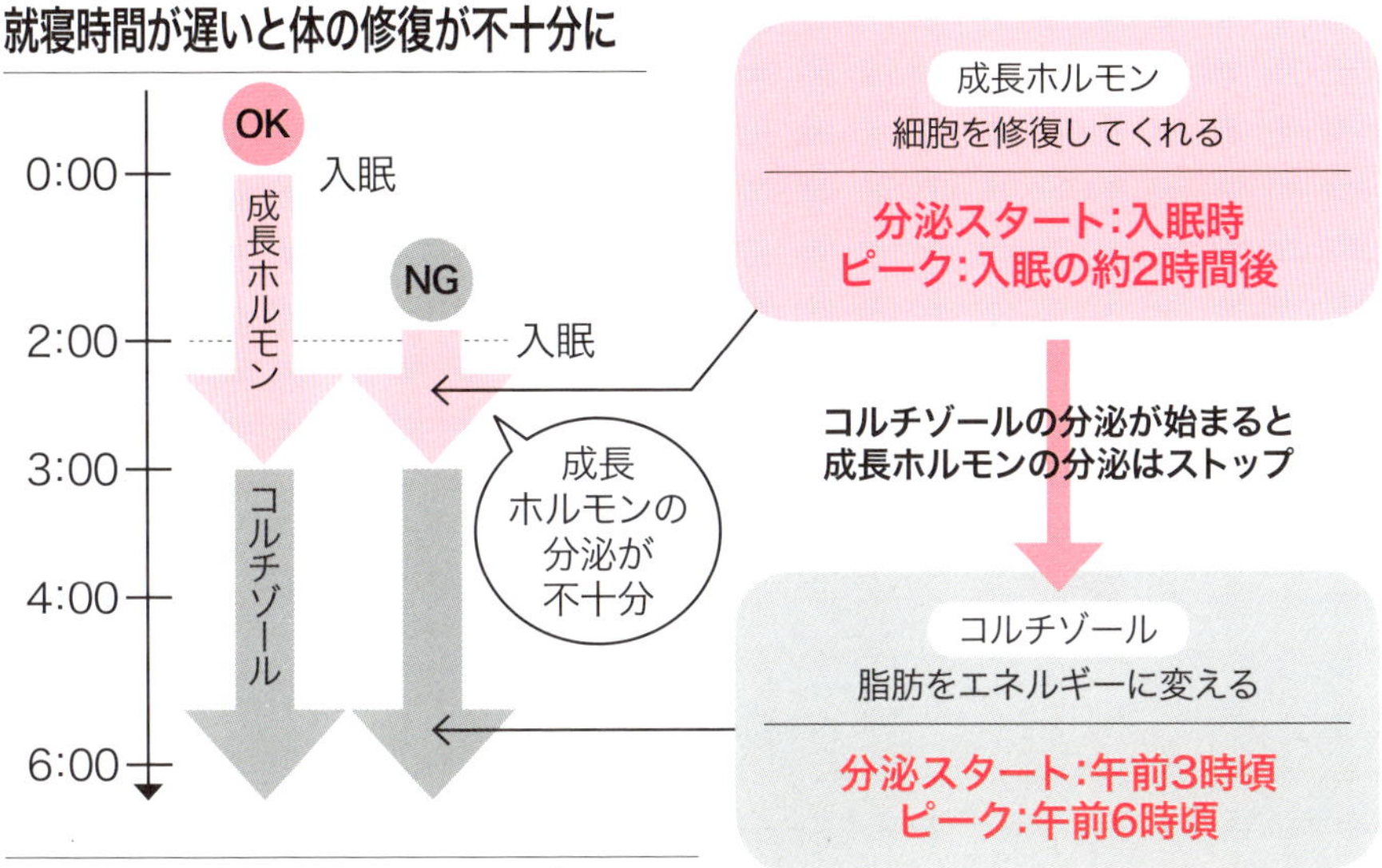

活動と休息のリズム(体内時計)を修正

朝起きたら日光を浴びる

目覚めたらカーテンを開け、光を浴びる。交感神経が活発になり、体内時計がリセットされる。

規則正しい食事

1日3食、なるべく決めた時間に食べる。朝食抜きや、夜遅くに夕食を食べるのは肝臓に負担。

体を動かす

肝臓の状態が安定しているときは体を動かそう。適度に疲れておくことが、夜の安眠につながる。

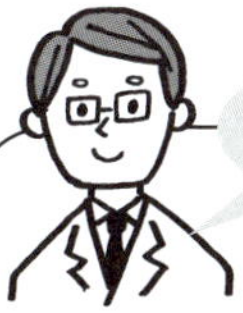

One Point Advice

睡眠薬の服用は主治医に相談を

　肝機能が低下しているときには、薬剤の分解は肝臓の負担となります。市販の睡眠薬（睡眠改善薬）を自己判断で飲まずに、事前に主治医に相談をしましょう。

睡眠をとることが大事。入眠後3時間がもっとも眠りが深く、体を修復する成長ホルモンの分泌も増えます。

規則正しい生活を心がけ、睡眠の質を高めましょう。

日常生活
ルール14

セックスは決まったパートナーと
―性行為は肝炎ウイルス感染の危険性を高める

性行為による B型肝炎が増加中

「肝臓病を患っているとセックスはできないの?」と思う人もいるかもしれませんが、病状が安定していれば、ふつうに性生活を送ることはできます。ただし、状態が悪いときは控えてください。

近年、性行為によるB型肝炎ウイルスへの感染が増えています。感染していても症状がないことも多いので、一度、検査を受けておきましょう。

症状が安定していれば普段どおりでOK

意外に体力を使う

1回のセックスの運動量 = 100mを全力疾走

1回のセックスにおける運動量は、100mを全力疾走したのと同じくらい。肝臓の負担になることも。

⚠ こんな人はしばらく控えて

AST値、ALT値(p.11)が200以上
黄疸(p.33)が出ている、退院直後

肝機能が悪化しているとき、黄疸が出ているとき、退院直後は控えること。

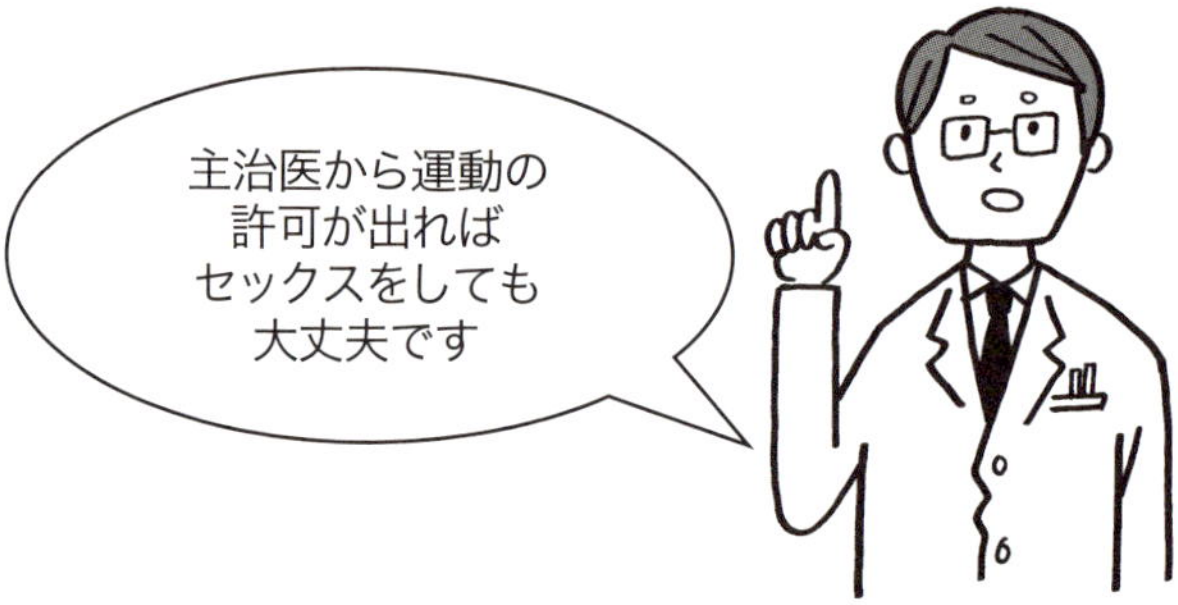
主治医から運動の許可が出ればセックスをしても大丈夫です

不特定多数とのセックスはリスクが高い

興奮度が高まり普段のセックス以上に血圧が上がる

特定のパートナー以外とのセックスは、興奮度が高まりやすい。そのため、血圧が上昇して、肝臓に負担をかけることも。海外ではB 型肝炎ウイルス保持者が多い地域もあるので注意。

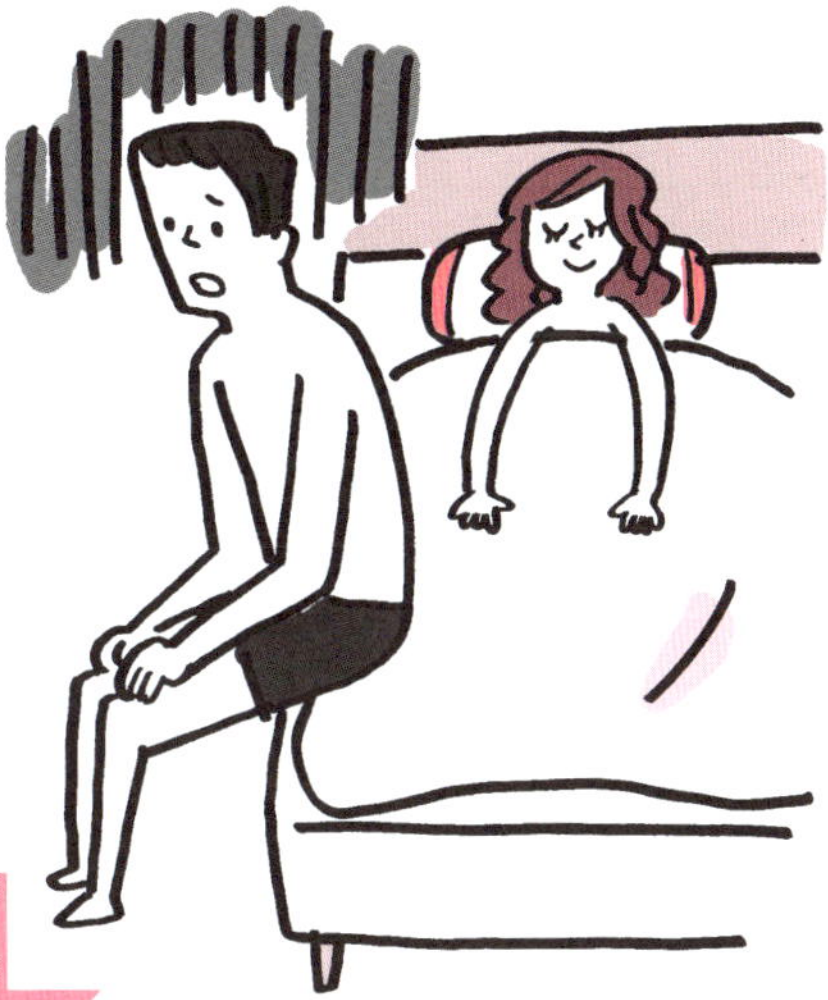

体液を介してB型肝炎ウイルスに感染する危険性

B 型肝炎ウイルスは、精液や膣分泌液など体液を介して感染することもある。C 型肝炎ウイルスは血液を介して感染するが、性器に傷などがあればセックスでも感染する可能性がある。

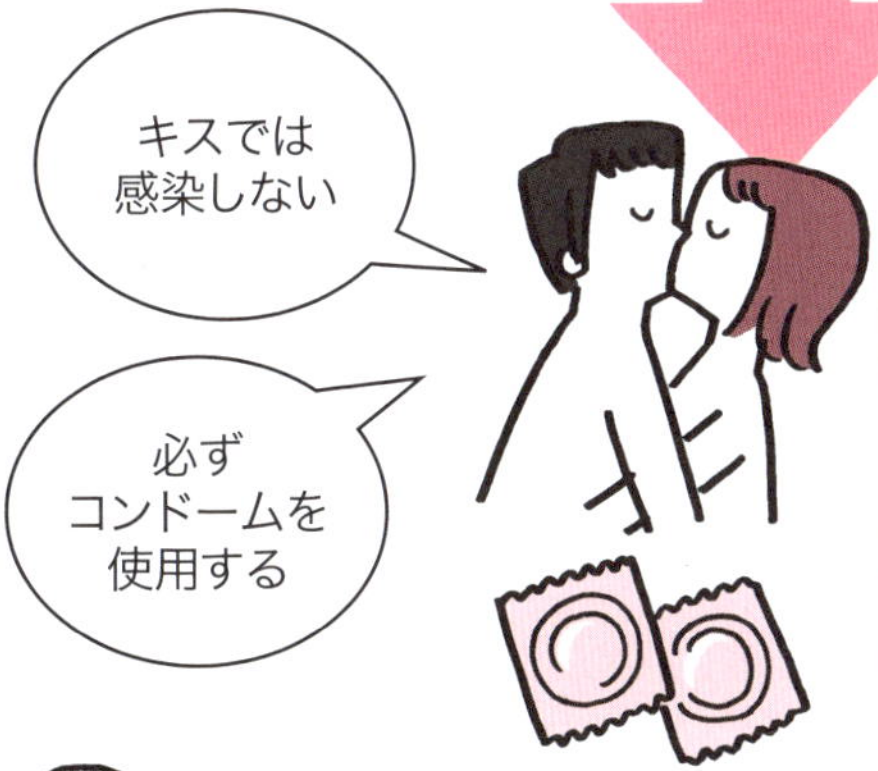
キスでは
感染しない
必ず
コンドームを
使用する

相手を決め、無理のない性生活を

セックスは特定のパートナーとすること！　そのうえで、体調が悪いときには控える、無理な体位をしない、必ずコンドームを使う、といったことを守って安全に楽しもう。

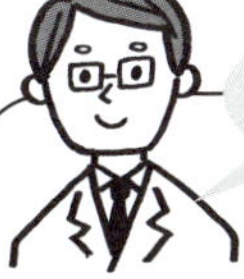

One Point Advice

B型肝炎ウイルス感染はワクチンで防ぐ

B 型肝炎ウイルスの感染は、ワクチンで予防できます。まずは検査を受けて感染の有無を調べましょう。パートナーが感染している場合は、感染していない人がワクチンを接種します。

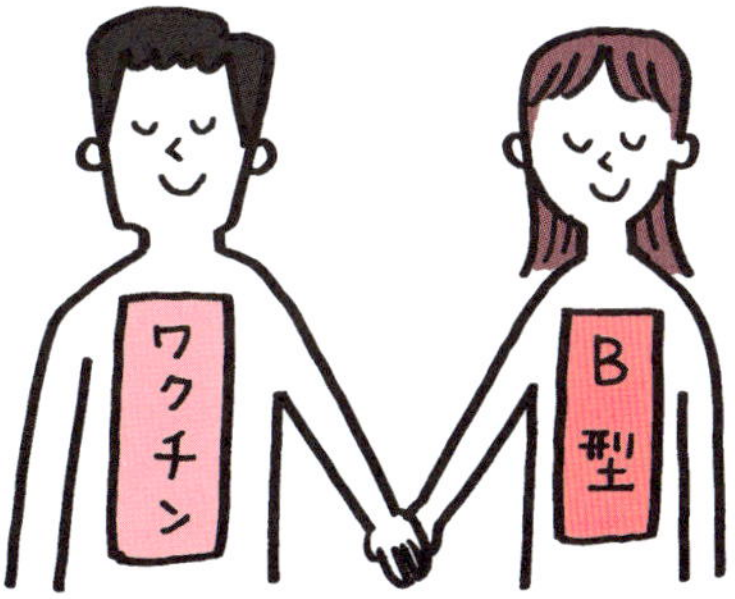

Column

肝臓の病気のときには風邪も大敵！

風邪くらいたいしたことはない、とあなどっていると、肝臓病が悪化してしまうこともあります。とくにウイルス性肝炎による慢性肝炎、肝硬変、肝臓がんの人は要注意（下を参照）。帰宅したら手洗いとうがいをしっかりする、睡眠を十分にとる、体を冷やさないようにするといったことを心がけて、風邪を予防しましょう。

慢性肝炎

体内に侵入してきたウイルスや細菌を攻撃する働きを免疫という。慢性肝炎だけなら、免疫は肝炎ウイルスの退治に専念できる。

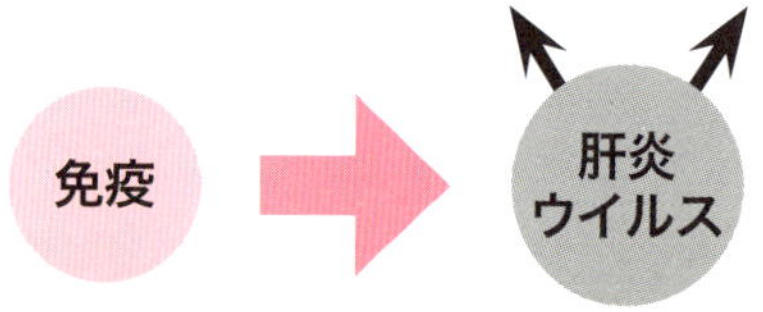

慢性肝炎で風邪をひくと……

免疫は風邪を引き起こしたウイルスや細菌も攻撃するため、肝炎ウイルスを十分に退治できなくなり、症状が悪化することもある。

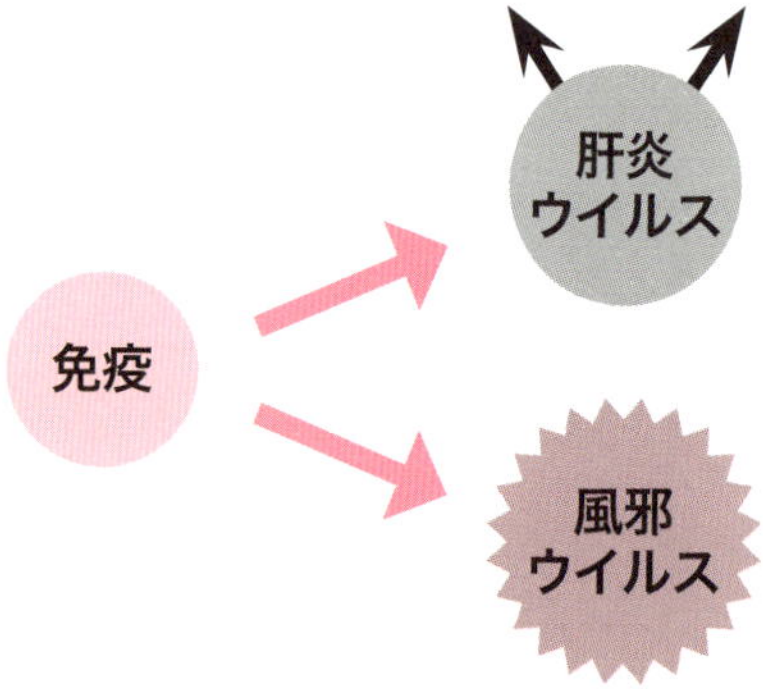

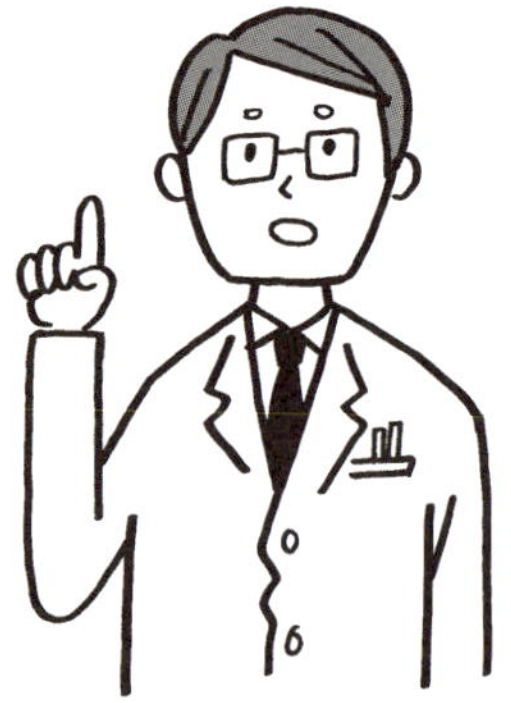

風邪薬の服用は医師に相談する

薬の併用で相互作用が出ることもあるので、風邪薬を飲む前に主治医に相談を。別の医師なら、肝臓病で使用中の薬を伝えましょう。

第3章

お酒だけが
原因ではない!?

肝臓の病気について知る

肝臓の病気と聞くと、まず思い浮かべるのが
「お酒の飲みすぎ」。
しかし実は、お酒以外にもさまざまな原因によって
肝臓の病気は引き起こされます。
自分がどんな病気のどの段階なのか、
しっかり把握することが大事です。

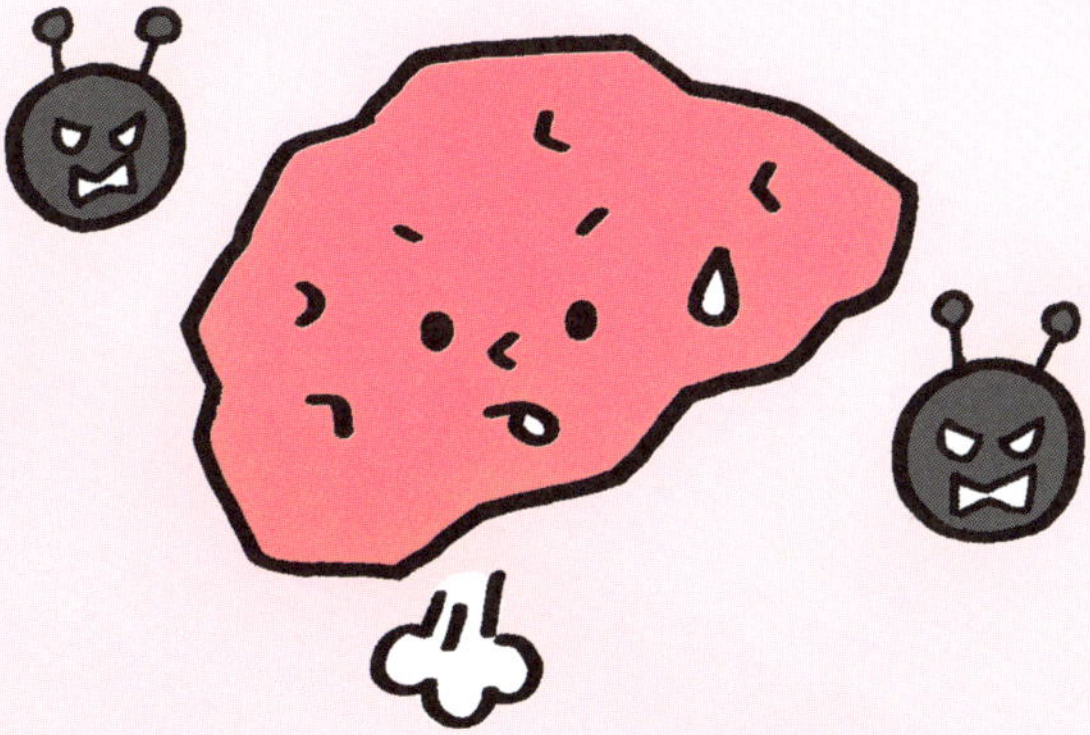

肝臓の病気

症状が出なくても病気は**じわじわ進行**している

―病気の進み方と診断方法

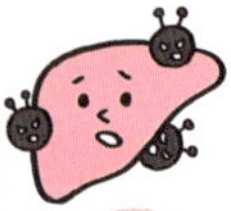

ウイルス性肝炎 (p.76〜)

A型　B型　C型　D、E型

診断

・ウイルスマーカー検査(p.22)でウイルスの有無をチェック

急性肝炎 (p.78)

自覚症状

・だるい、発熱、黄疸《おうだん》など

診断

・ウイルスマーカー検査

・肝機能検査

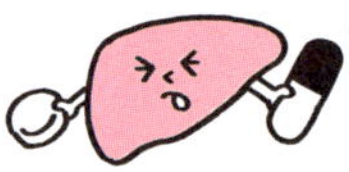

薬剤性肝障害 (p.88)

自覚症状

・発熱、発疹、皮膚のかゆみ、黄疸

診断

・血液検査で「好球酸」「白血球」が増加

・アレルギー試験で反応あり

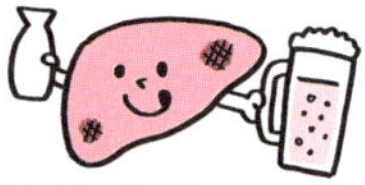

アルコール性肝障害 (p.90)

自覚症状

・無症状

・食欲不振、倦怠感

・黄疸など

診断

・肝機能検査でAST、ALTが高い

・γ-GTPが高い

・画像検査で肝臓の腫大などをチェック

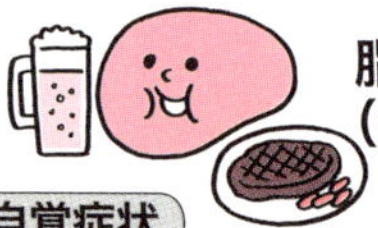

脂肪肝 (p.92)

自覚症状

・無症状

診断

・肝機能検査でChE(コリンエステラーゼ)が高い

・画像検査で肝臓が白っぽく映る

ちょっとした症状を見逃さないで！　症状別に以下のような検査や診断がおこなわれます。

← 進行

← 一部が進行

←・・・ まれに進行

慢性肝炎
(p.78)

自覚症状

・初期は無症状
・進行するとp.31のような症状

診断

・ウイルスマーカー検査
・肝機能検査で肝機能の異常が6ヵ月以上続いている

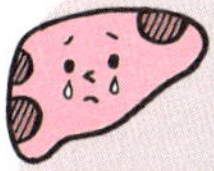

肝臓がん
(p.100)

自覚症状

・肝硬変と同じ

診断

・腫瘍マーカー検査(p.23)
・画像診断で腫瘍が見つかる

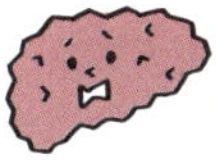

肝硬変
(p.96)

自覚症状

・初期は無症状
・進行すると黄疸など(p.31)

診断

・肝機能検査
・画像検査で表面にでこぼこがある

劇症肝炎
(p.78)

自覚症状

・発熱、倦怠感、食欲不振
・黄疸、意識障害(時間がわからないなど)

診断

・肝機能検査
・画像検査で肝臓が萎縮している

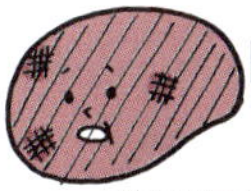

NASH
(p.94)

自覚症状

・無症状

診断

・画像検査で肝臓が白っぽく映る
・肝機能検査でALTよりもASTが高い

　肝臓病と一口にいっても、ウイルス性肝炎や脂肪肝、アルコール性肝障害などさまざまな病気があり、原因も治療法も異なります。

　ただ、多くの病気に共通しているのは、進行するまで自覚症状が乏しいこと。自分の病気がなんであるのか、どこまで進んでいるのか、どう対処すればよいのか、きちんと知っておくことが大切です。

肝臓の病気のなかでもがんのリスクが高い
―ウイルス性肝炎とは

肝臓がんの原因の約8割はウイルス性肝炎

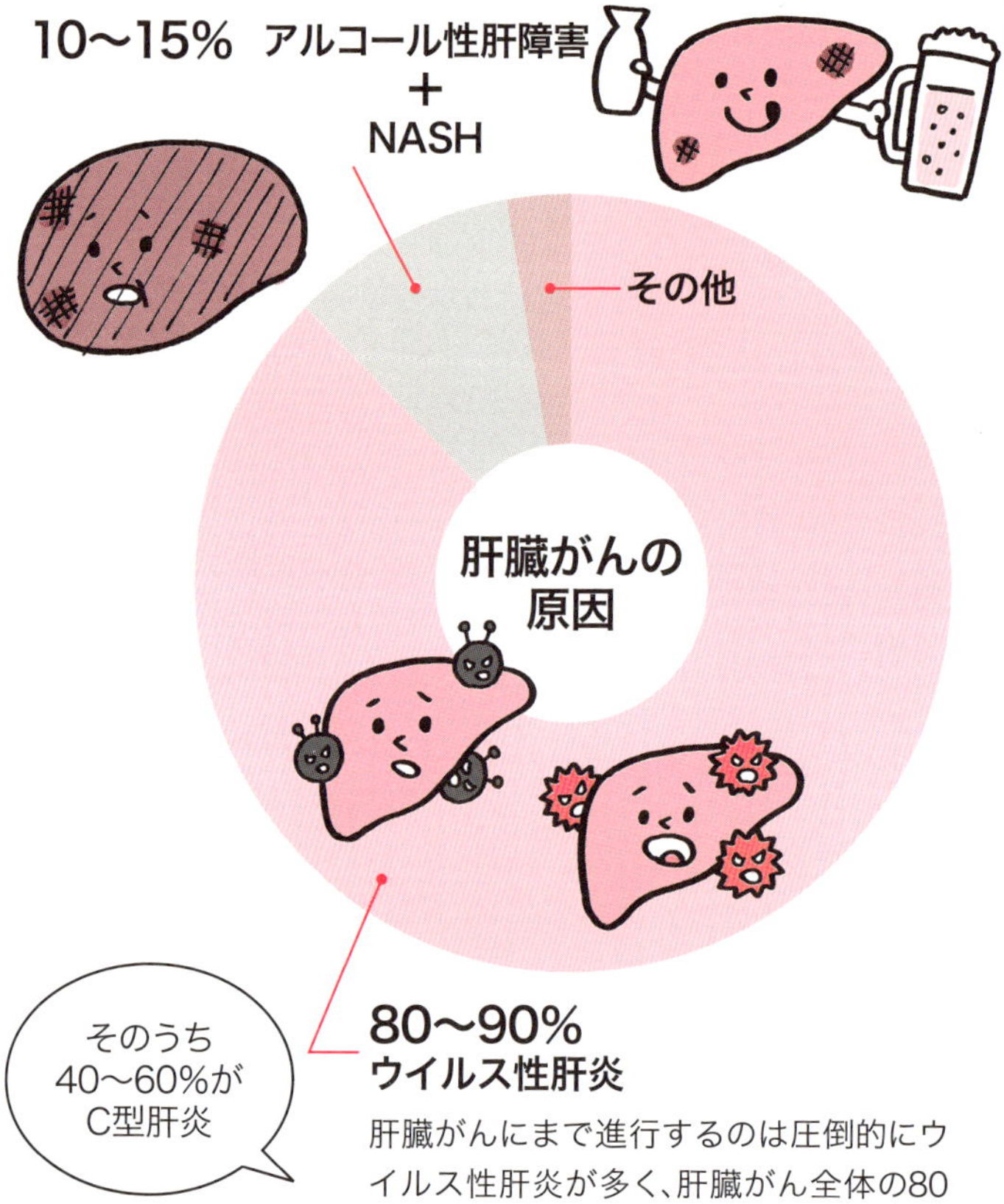

肝臓がんにまで進行するのは圧倒的にウイルス性肝炎が多く、肝臓がん全体の80〜90%を占める。

肝臓病の原因で多いのはお酒ではなくウイルス

肝臓病といえば、「お酒の飲みすぎでは？」と考えがちですが、実は肝臓がんのリスクがもっとも高いのは、アルコール性肝障害ではなく、ウイルス性肝炎です。

ウイルスに感染しても発症しない人がいる一方、慢性肝炎から肝硬変、肝臓がんへと進行する人も多いもの。ウイルス性肝炎と診断されたら、適切な治療を受けましょう。

B型肝炎、C型肝炎に注意が必要

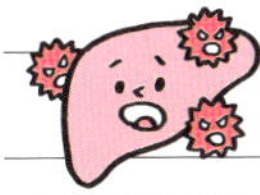

C型肝炎

基本データ
・感染の原因は血液
・血液が傷口や注射などから体内に入ると感染

肝臓がんになるリスクが高い

血液を介して感染する。ウイルス性肝炎のなかでも、慢性肝炎や肝臓がんのリスクが高い。劇症肝炎はまれ。

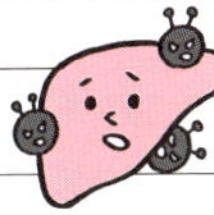

B型肝炎

基本データ
・感染の原因は血液・体液
・血液、体液が傷口や注射などから体内に入ると感染

母子感染、性感染が原因

母子感染や性感染が多く、慢性肝炎や肝臓がんへ進行することもある。劇症肝炎(p.78)のリスクがもっとも高い。

D型肝炎、E型肝炎

どちらも日本ではまれ

どちらも日本での感染はまれだが、海外で感染する可能性はある(p.87)。D 型肝炎ウイルスはB 型肝炎ウイルスと一緒に感染して発症。E 型肝炎ウイルスはほとんどが急性肝炎を起こすが、治癒する。ただし、妊婦が感染すると劇症化しやすいので注意。また、E 型肝炎ウイルスは豚、鹿、猪の生肉からも感染のおそれがある。必ず火を通して。

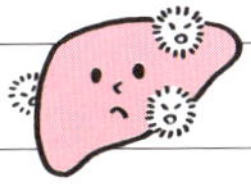

A型肝炎

基本データ
・感染の原因は生ものや感染者の便
・口に入れることで感染

衛生状態の悪い場所では注意が必要

衛生状態の悪い環境で経口感染する。急性肝炎を引き起こすが、慢性化やがん化はしない。まれに劇症肝炎を起こすことも。

予防するには?

予防接種

B型肝炎は、ウイルス感染予防のワクチンがある。3回の接種で、80%の人に効果がある。

血がつくものは共用しない

B型、C型、D型は血液感染する。カミソリ、歯ブラシなど血がつくものを共用しない。

生もの、生水、氷にも注意

A型、E型は経口感染する。海外の不衛生な地域では生水や生もの、氷を避ける。

ウイルス性肝炎

ウイルスとのたたかいが長引くと負担に

——ウイルス性肝炎の症状（急性、慢性、劇症肝炎）

まずは急性。悪化して慢性化も

症状　風邪のような症状、黄疸《おうだん》

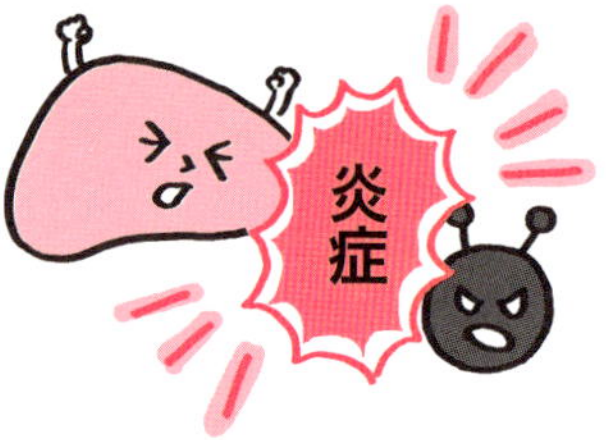

急性肝炎

肝臓に炎症が起こる。発熱や全身倦怠感、食欲不振、黄疸など、自覚症状が現れやすい。ウイルスが自然に排除されれば治癒する。

↓ 進行

慢性肝炎

ウイルスが肝臓内に残ると、肝細胞の炎症が慢性化する。炎症が続くと、肝硬変や肝臓がんへの移行も。

症状　ほとんどなし

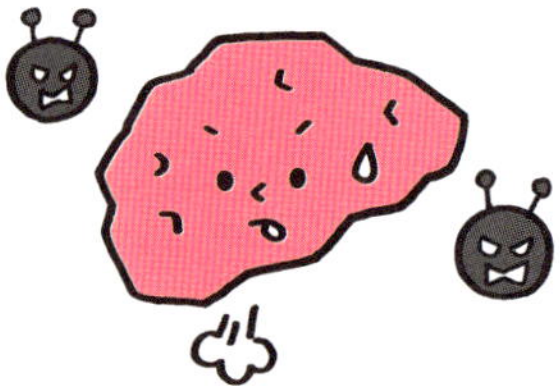

一部が進行

劇症肝炎

肝臓が溶けていく病気で、診断後1ヵ月以内の死亡率は約5割に達する。ただし、劇症化するのは、急性肝炎の1％以下と非常にまれ。

症状　風邪のような症状、黄疸、意識障害（時間がわからないなど）など

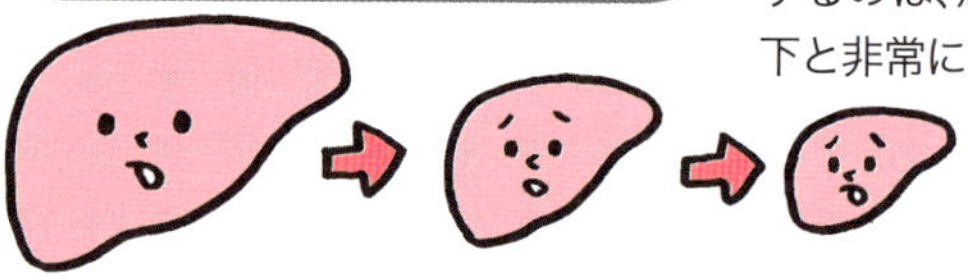

急性の症状で治まることもあれば慢性化することも

ウイルス性肝炎は、型によって進行が異なります。どのタイプも、多くの場合、まず急性肝炎を発症します。そこで治癒することもあれば、慢性肝炎へ進行して、さらに肝硬変や肝臓がんに移行することも……。

ごくまれに、急性肝炎から劇症肝炎を発症することもあります。劇症肝炎は命に関わります。

急性の症状が出たあと、治ることも多い

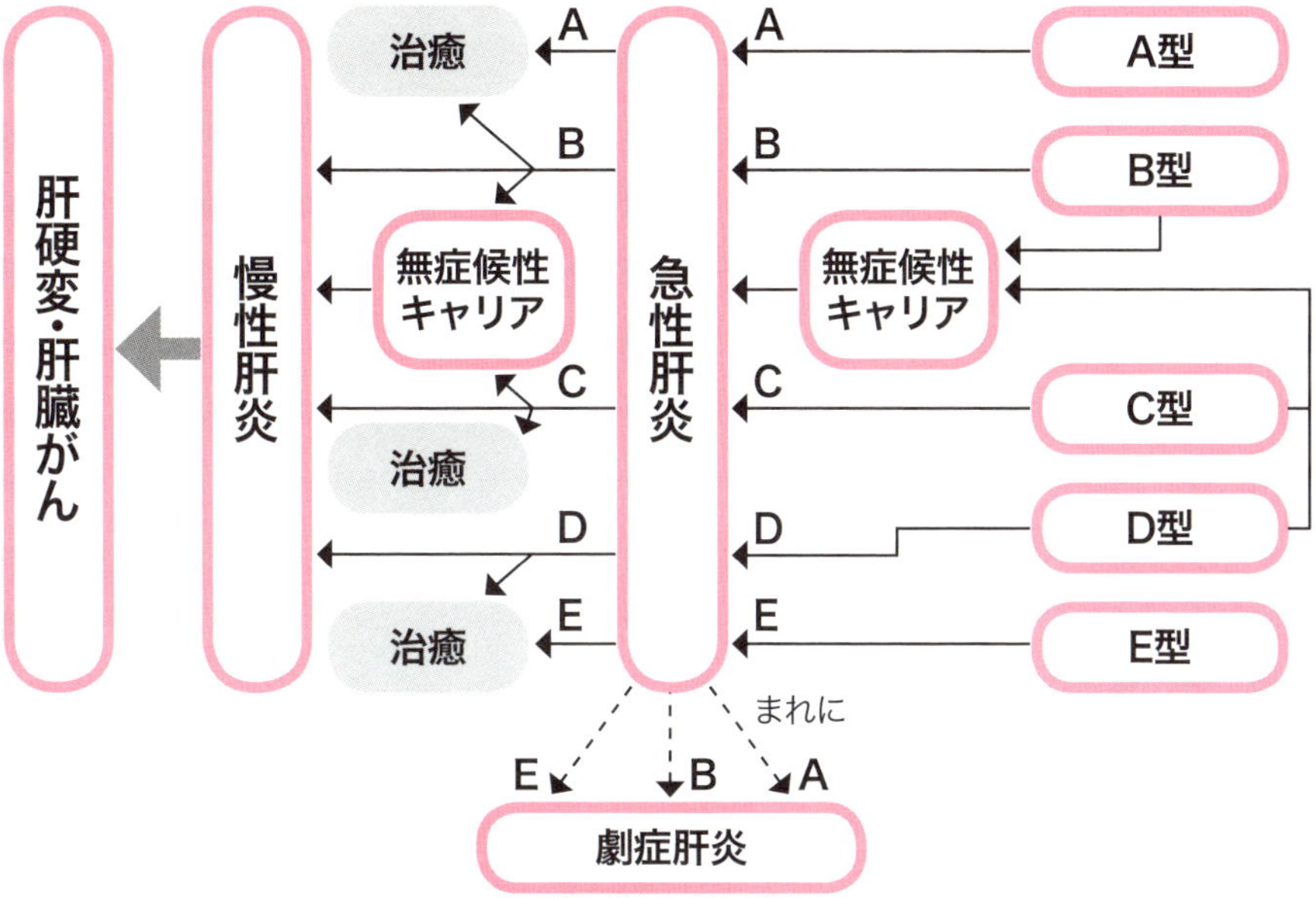

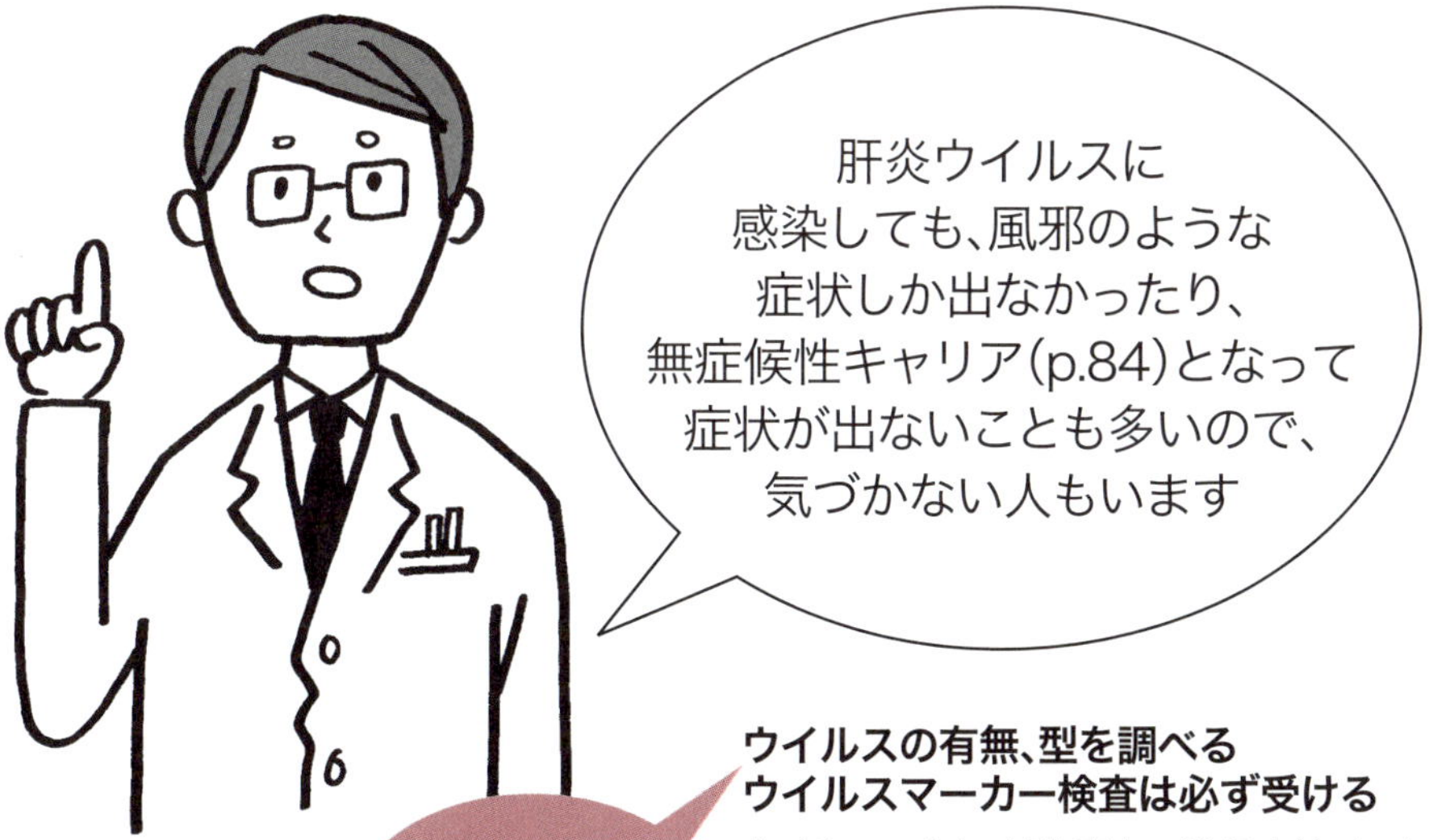
肝炎ウイルスに
感染しても、風邪のような
症状しか出なかったり、
無症候性キャリア(p.84)となって
症状が出ないことも多いので、
気づかない人もいます

検査についての
詳細は
第1章p.20へ

ウイルスの有無、型を調べる
ウイルスマーカー検査は必ず受ける

ウイルスの有無や型、現在の進行度は、ウイルスマーカー検査を受ければわかる。早期治療と周囲の人への感染を防ぐためにも、検査を受けよう。

ウイルス性肝炎

肝硬変や肝臓がんへ進行するリスクがある

―C型肝炎

無症状のまま病気が進行する

日本では、ウイルス性肝炎のなかでもっとも多いのがC型肝炎です。感染後、急性肝炎を発症しますが、自覚症状はほとんどありません。あったとしても風邪のような症状なので、見過ごしがち。

しかし、約7割が慢性肝炎へと移行し、やがて肝硬変や肝臓がんへと進行します。症状は軽くても、がん化しやすいので注意が必要です。

この病気のポイント

だれにでも感染のリスクはある

かつては輸血(1992 年以前)や注射針の使い回し、血液製剤の投与(1994 年以前)による感染が見られたが、適切な対策がとられ、現在はこうした感染はない。

＜かつての感染ルート＞

・輸血、注射
・血液製剤

早い段階でウイルスマーカー検査を受ける

現在、患者さんの半数以上は、これといった原因が思い当たらないのに感染している。つまり、だれにでも感染する可能性はあるということ。必ず一度は検査を受けたい。

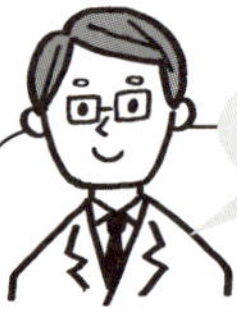

One Point Advice

昔はないといわれていた母子感染

C 型肝炎は母子感染しない、といわれていましたが、最近、少し増えています。産道感染ではなく、赤ちゃんの世話（口移しで食べ物をあげるなど）のなかで感染しています。感染しても約 30%は自然治癒します。

経過

肝臓病の中で慢性肝炎、肝臓がんにもっともなりやすい

急性肝炎から慢性肝炎に移行すると、肝臓の線維化が進む。病気は、線維化の程度によってF1 ～F4 に分類される。F1 ～F3 は慢性肝炎で、F4 にいたると肝硬変となる。

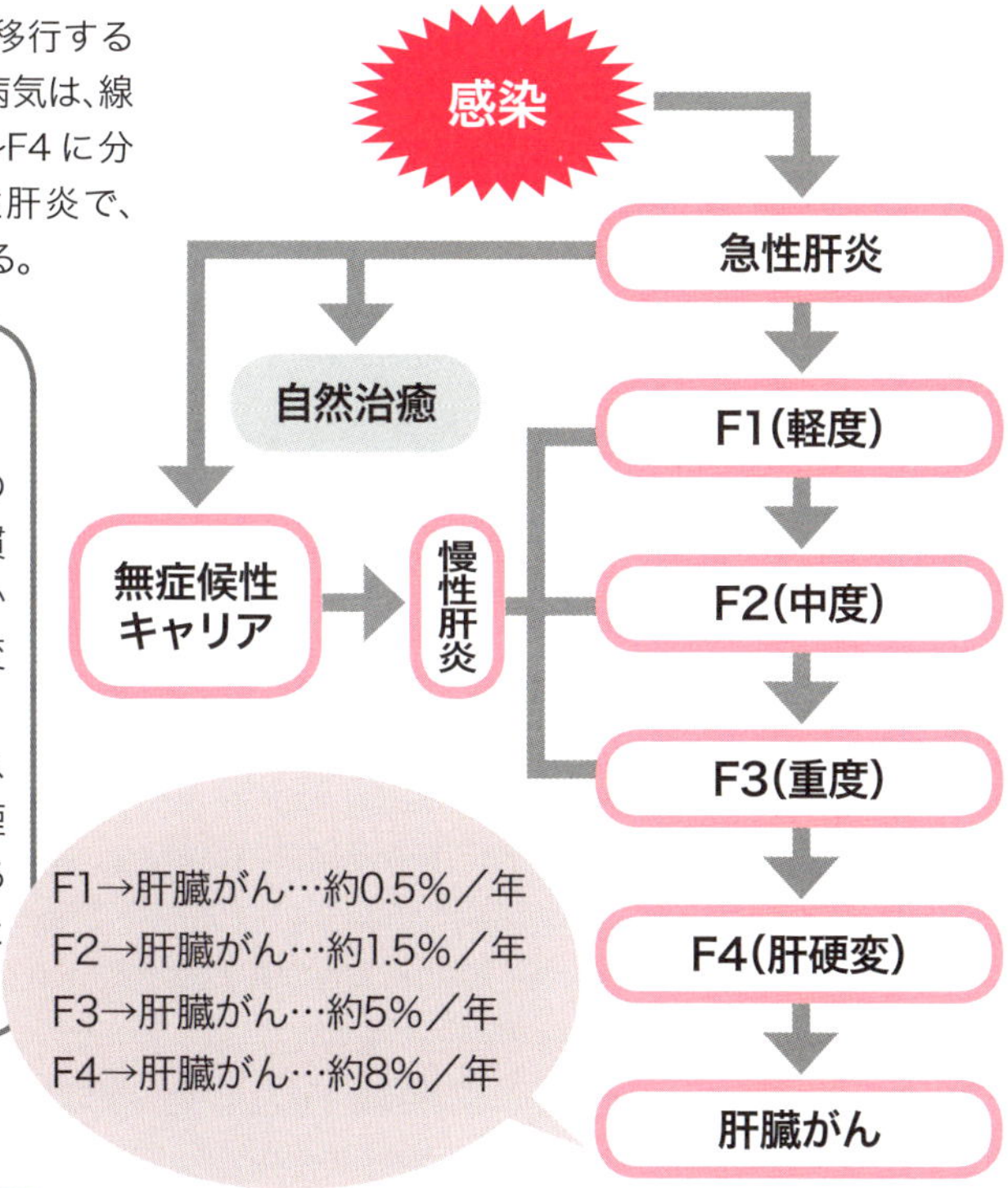

病気の進行を早めるNG行為

飲酒　飲酒はC 型肝炎の進行を早める。飲酒習慣のある人は、たまにしか飲まない人に比べ肝硬変へ移行しやすい。

喫煙　喫煙もがんのリスクを高める。ただし、喫煙者がお酒も飲む場合もあり、タバコだけの影響とはいいきれない。

治療

がんへの進行を防ぐことが目標

インターフェロンの長期・少量療法(p.119)

半量のインターフェロンを投与することで、ウイルスの増殖をおさえる。

インターフェロン治療(p.114)

ウイルスの増殖をおさえる働きをするインターフェロンを注射する。ウイルスを排除できる。

瀉血《しゃけつ》療法(p.119)

鉄分によって炎症が起こるのを防ぐため、血液を抜き取り、鉄を減らす。

肝庇護薬《かんひごやく》(p.119)

肝臓を保護し、肝機能を高めるための薬を投与する。AST 値、ALT 値 (p.11)を下げる。

ウイルス性肝炎

母子感染のリスクは低下。性感染に注意
―B型肝炎

この病気のポイント

これから出産する予定の人は安心！ 予防が万全

母子感染予防の流れ

妊娠
↓
B型肝炎ウイルスの検査
↓
HBs抗原が＋かつHBe抗原が＋
↓
出産後、赤ちゃんに免疫グロブリンを接種

（出産時の出血などで赤ちゃんに感染）

（予防接種を受ければ母乳でも感染しない）

1986年以降は、妊娠時には必ずB型肝炎ウイルスマーカー検査をおこない、陽性の場合、赤ちゃんは出生後に予防接種を受ける。母親がB型肝炎に感染していれば無料。父親がB型肝炎の場合にも、予防接種を受けておいたほうが安心。

免疫グロブリン（γ《ガンマ》-グロブリン）

赤ちゃんが出生後、48時間以内に、免疫グロブリン製剤を筋肉注射する。2カ月後に追加接種することもある。

→

B型ワクチン

免疫グロブリン注射から2ヵ月後、3ヵ月後、5ヵ月後に、B型肝炎ワクチン（HBワクチン）を計3回接種する。

性感染による発症が多くなっている

B型肝炎は、かつては出産時の母子感染が多かったのですが、防止策がとられてからはほとんど見られません。

その一方、成人後の性感染が増えています。B型肝炎は無症候性キャリア（p.84）が多いのですが、症状がなくても感染は起こります。自分が無症候性キャリアなら、パートナーは予防ワクチンを接種することで感染を防げます。

経過

多くの場合、無症候性キャリアになって発症しない

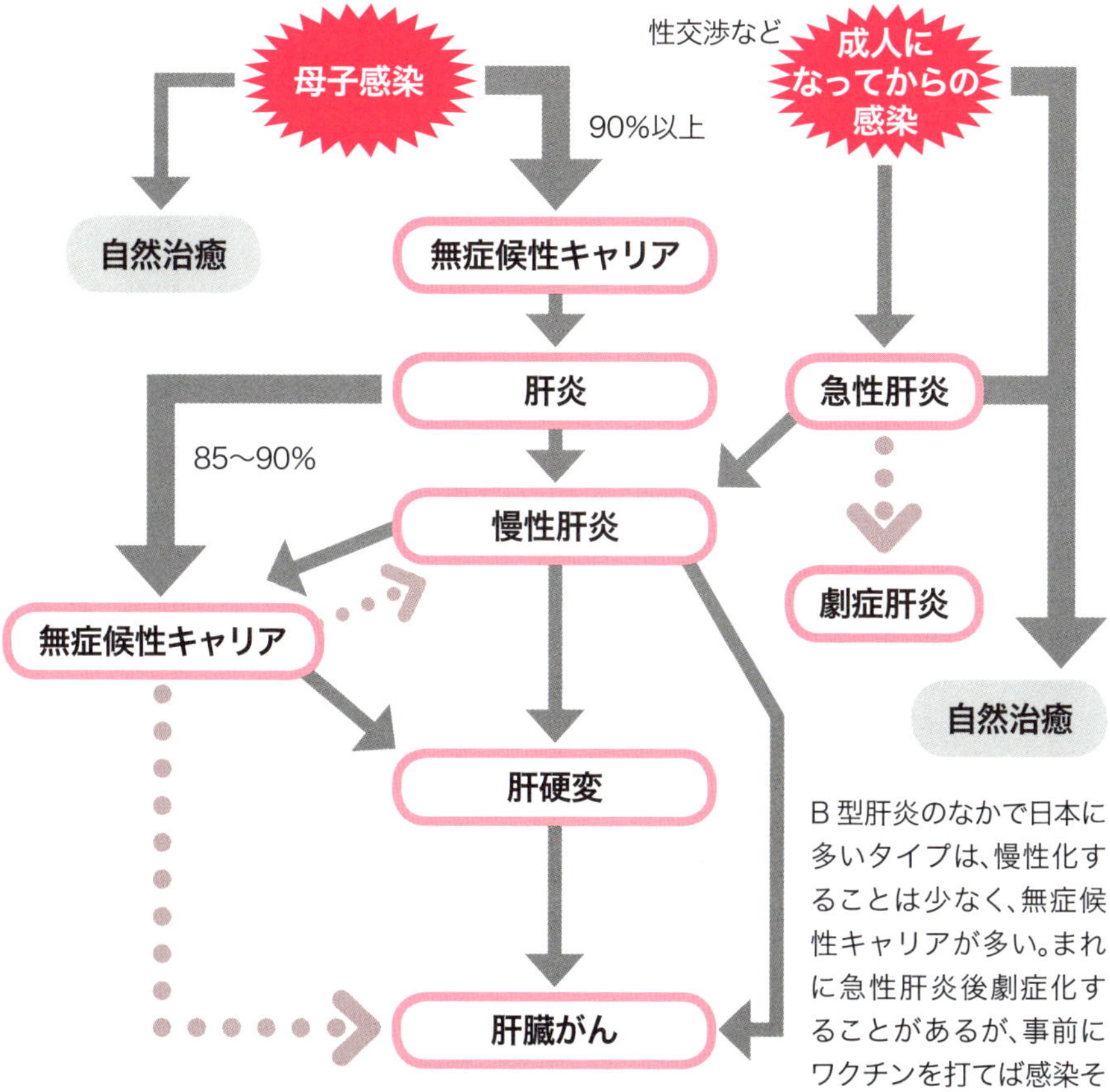

B型肝炎のなかで日本に多いタイプは、慢性化することは少なく、無症候性キャリアが多い。まれに急性肝炎後劇症化することがあるが、事前にワクチンを打てば感染そのものを防げるので安心。

治療

ウイルスをおさえる薬を投与する

詳しい治療法は第4章(p.107〜)へ

経過観察

ウイルスが変異して肝炎が沈静化することもあるので、まずは様子を見る。

抗ウイルス薬

核酸アナログ(p.117)などを使用し、ウイルスの増殖を抑制する。

肝《かん》庇《ひ》護《ご》薬《やく》

肝炎をおさえ、肝機能を改善。AST値、ALT値(p.11)を低下させる。

ウイルス性肝炎

感染しても発症せずに終わることも

―B型肝炎、C型肝炎の無症候性キャリア

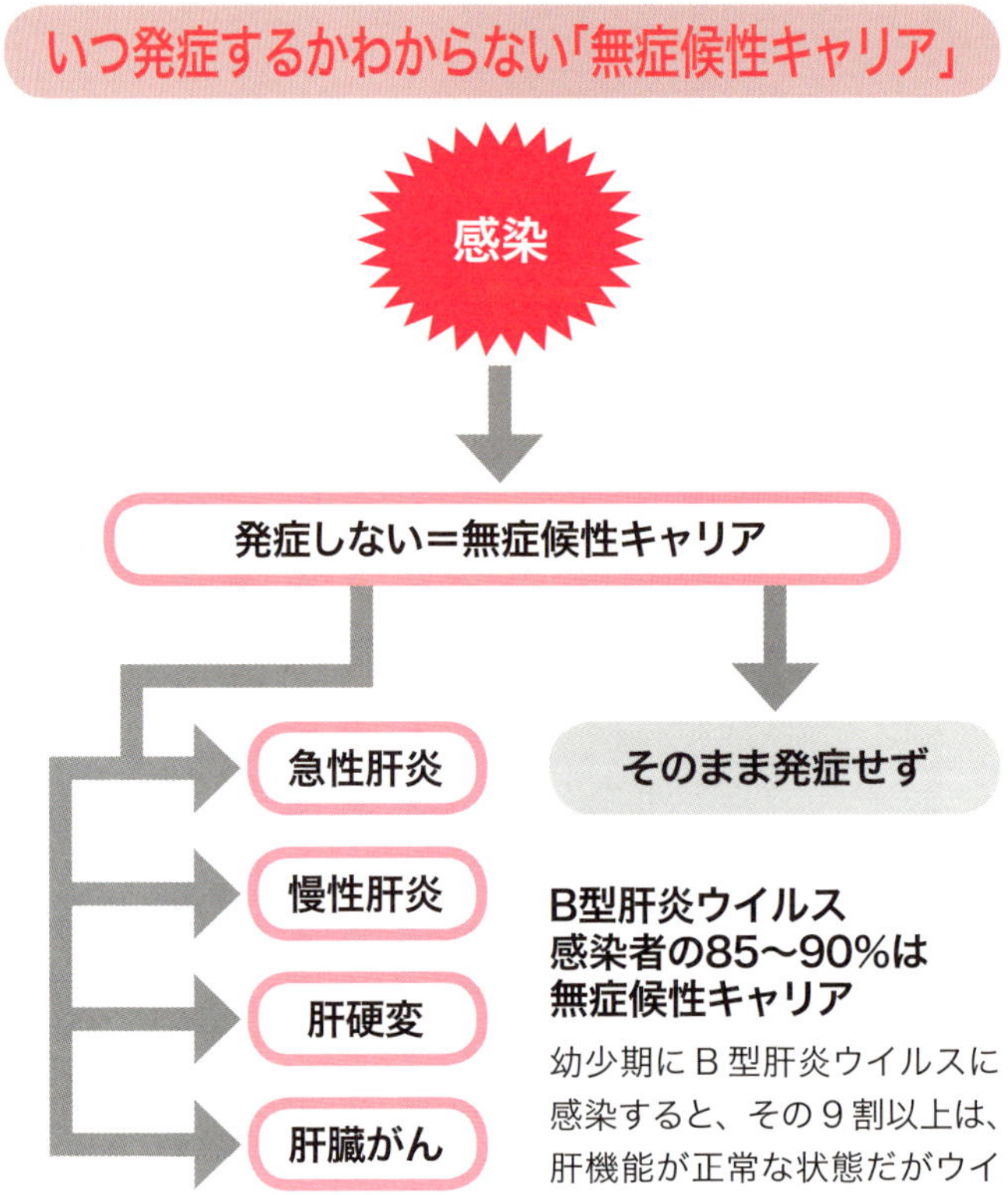

B型肝炎ウイルス感染者の85〜90％は無症候性キャリア

幼少期にＢ型肝炎ウイルスに感染すると、その９割以上は、肝機能が正常な状態だがウイルスが体内にある「無症候性キャリア」となる。発症せずに一生を終えることもあるが、急性肝炎、慢性肝炎、肝硬変、肝臓がんへ移行することもある。

無症候性キャリアの人は定期的に検査を

肝炎ウイルスに感染しているものの、肝炎を起こしていない状態を、「無症候性キャリア」といいます。

一生なにも発症しないまま終わることが多いのですが、肝臓内にウイルスが存在し続けるため、いつ発症するかわかりません。定期的に検査を受けることと、パートナーにうつさないように対策をとることが大切です。

定期的な検査がかかせない

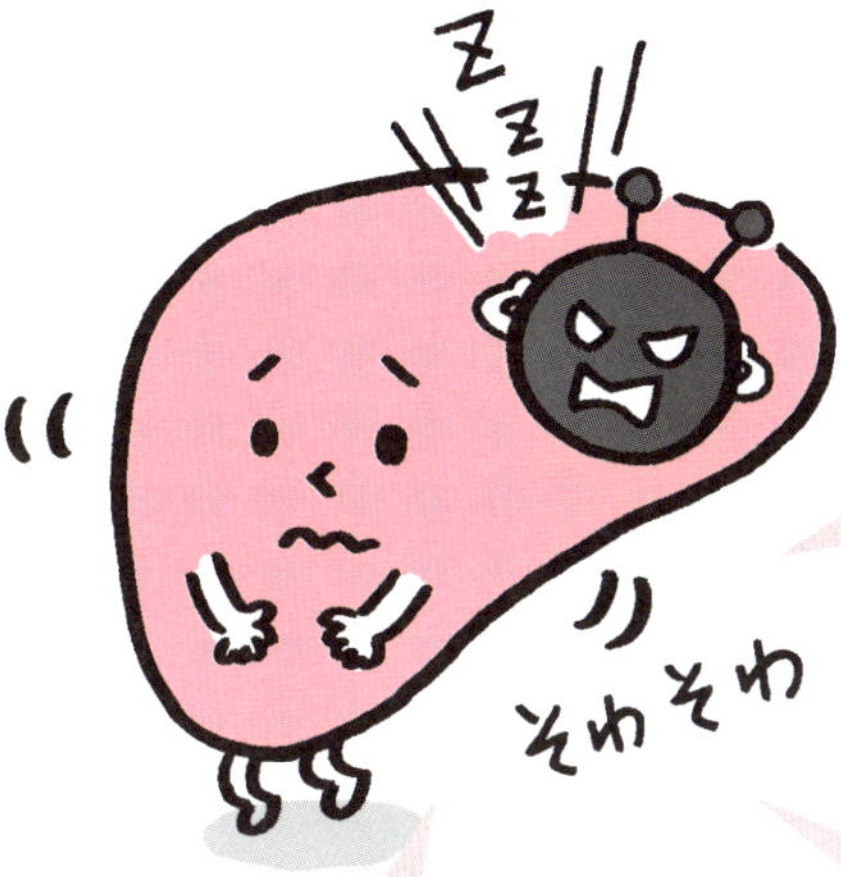

ずっと発症しない保証はない

発症しないまま一生を過ごす人もいるが、今まで発症していないからといって、この先も肝炎が発症しないという保証はない。

自分が無症候性キャリアならパートナーには予防接種を打ってもらう

B型肝炎の無症候性キャリアであれば他人にうつすおそれがある。パートナーにはワクチンを接種してもらう。

定期的に検査を受ける必要がある

年に1～2回、定期的に検査を受けて、肝機能の状態をチェックする。肝臓がんの検査(p.23)も忘れずに受ける。

無症候性キャリアに対する治療もおこなわれる

肝機能数値が正常でも無症候性キャリアに対する治療をおこなう医療機関もある。とくにC型肝炎ウイルスの無症候性キャリアに対してはインターフェロンを用いた抗ウイルス薬の治療がおこなわれている。

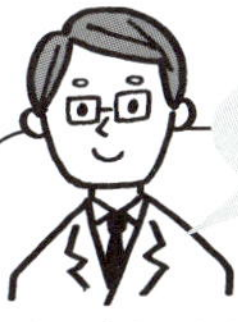

One Point Advice

免疫抑制薬などにより、慢性肝炎を発症することも

無症候性キャリアであっても白血病などの治療に用いる抗がん剤や免疫抑制薬を大量に投与すると、ウイルスの活動が活発化し、慢性肝炎を発症する可能性があります。

ウイルス性肝炎

不衛生などが原因。安静で治癒することも

――A型肝炎、D型肝炎、E型肝炎

A型肝炎：生水、貝類などから感染

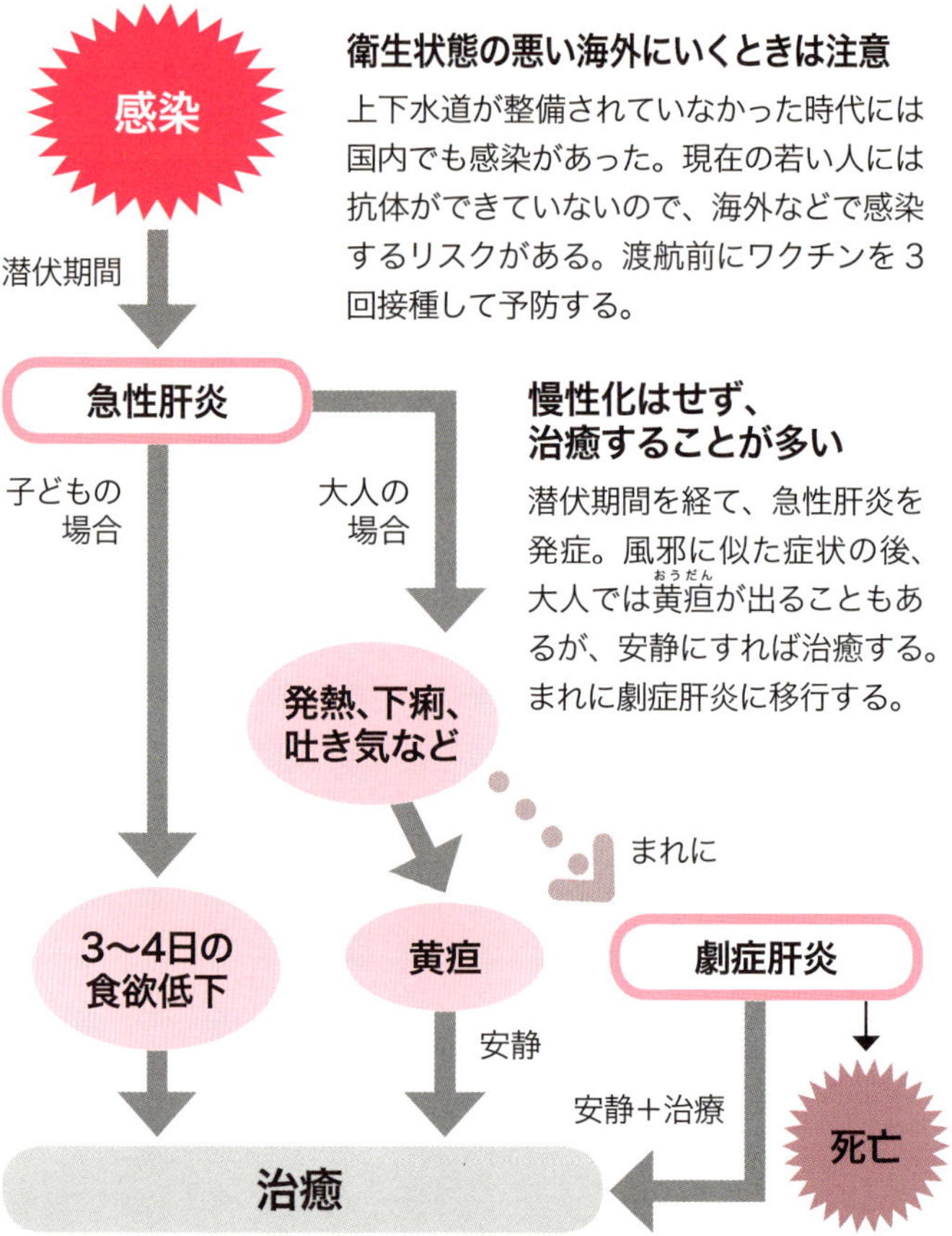

衛生状態の悪い海外にいくときは注意

上下水道が整備されていなかった時代には国内でも感染があった。現在の若い人には抗体ができていないので、海外などで感染するリスクがある。渡航前にワクチンを３回接種して予防する。

慢性化はせず、治癒することが多い

潜伏期間を経て、急性肝炎を発症。風邪に似た症状の後、大人では黄疸《おうだん》が出ることもあるが、安静にすれば治癒する。まれに劇症肝炎に移行する。

感染のリスクは低いが、劇症化に注意する

生の食品や水、ウイルス感染者の便を介して感染（経口感染）するのがA型肝炎とE型肝炎です。

現在日本での感染はまれですが、衛生状態の悪い海外に行く場合は注意が必要です。

D型肝炎はB型肝炎ウイルスとセットで感染します。日本での感染はほとんどありませんが、慢性化すると症状が悪化しやすいので注意。

D型肝炎：B型肝炎と一緒に感染する

B型とセットで感染。治療もセットで

D型肝炎ウイルスはB型肝炎ウイルスと同時に感染したり、すでにB型肝炎の人が感染しやすい。治療も同時におこなう。慢性化すると悪化しやすい。

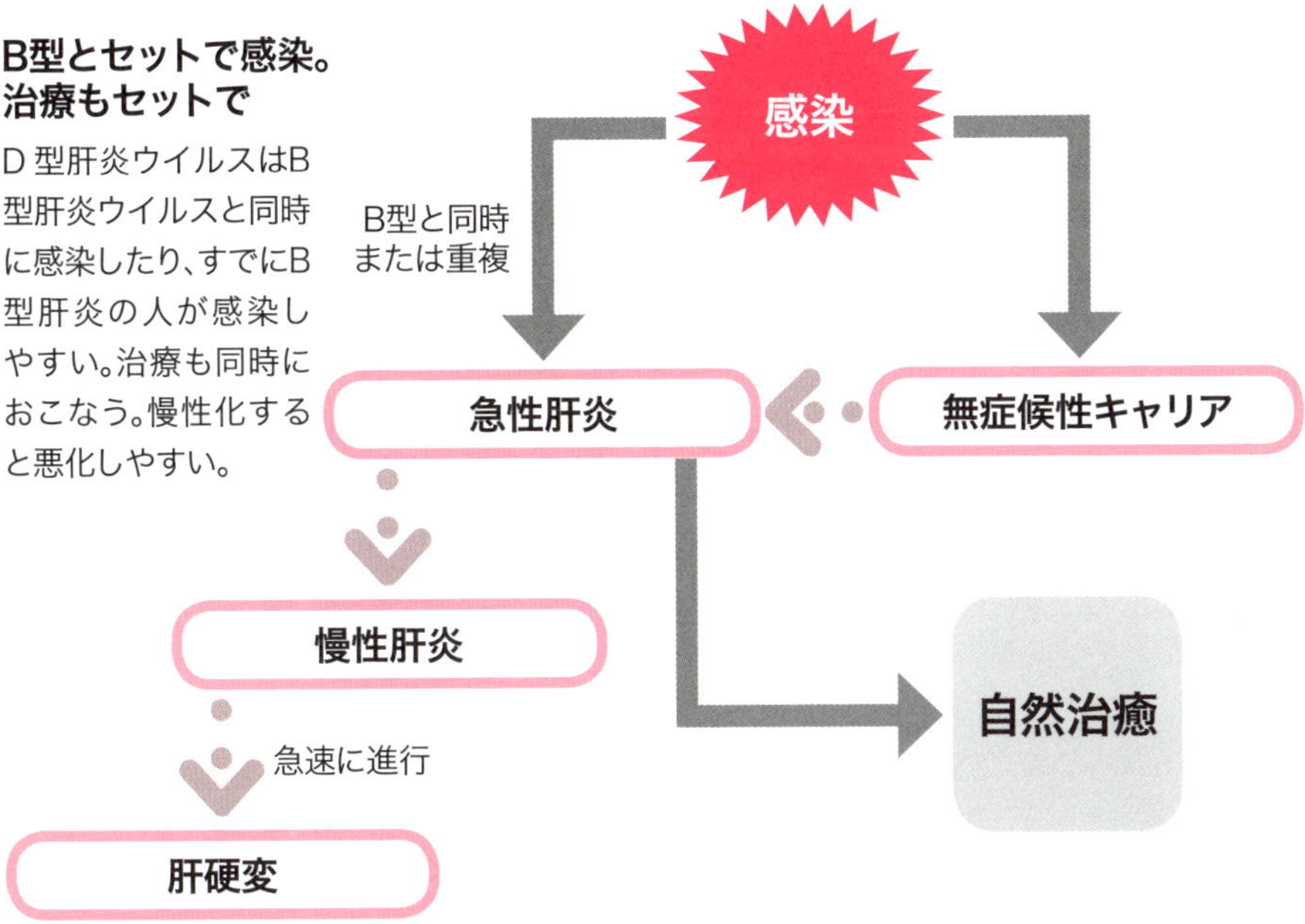

E型肝炎：妊婦が感染すると重症化しやすい

A型と似た経過

E型肝炎ウイルスは、経口感染する。A型肝炎と同様に急性肝炎を起こすが、多くは自然治癒する。妊婦が感染すると劇症化しやすい。

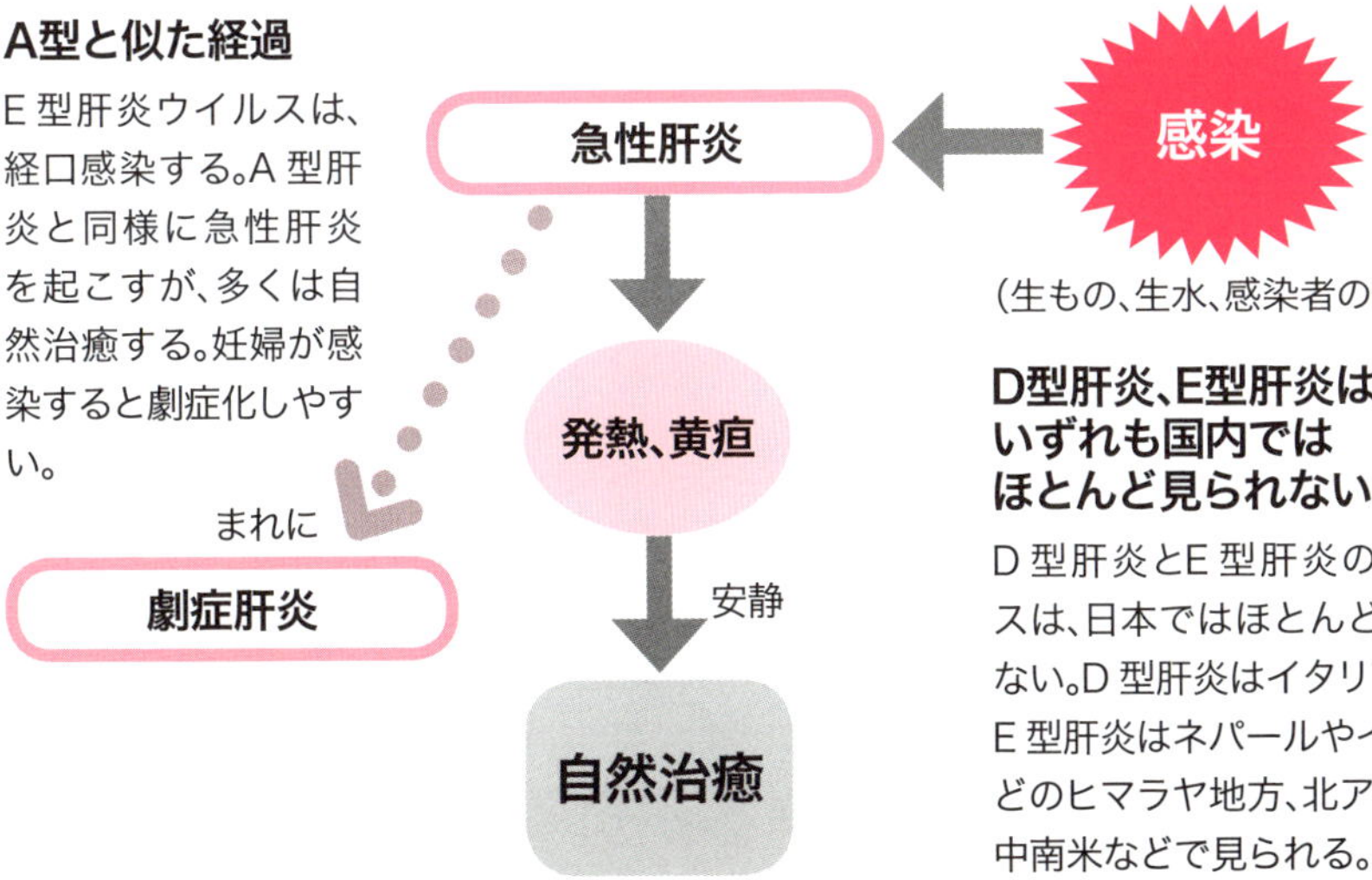

（生もの、生水、感染者の便）

D型肝炎、E型肝炎はいずれも国内ではほとんど見られない

D型肝炎とE型肝炎のウイルスは、日本ではほとんど見られない。D型肝炎はイタリア地方、E型肝炎はネパールやインドなどのヒマラヤ地方、北アフリカ、中南米などで見られる。

肝障害

病気を治すはずの薬が……肝臓を傷める

——薬剤性肝障害

この病気のポイント

どんな薬でも発症のリスクがある

薬剤性肝障害には2種類ある

アレルギー性肝障害

薬の種類や服用期間と関係なく発症

薬やその代謝物に対するアレルギー反応が原因。どんな成分でも人によってはアレルギー反応が起こり、薬の種類や服用期間に関係なく発症する。

＜とくにこんな薬＞

・抗生物質
・解熱鎮痛薬
・降圧薬
・精神安定剤

中毒性肝障害

原因が明らかで予防しやすい

薬そのものや薬の代謝物に含まれる毒性が肝臓に直接作用して肝障害を起こす。原因を特定しやすいので、それを避けることで予防もしやすい。

＜とくにこんなもの＞

・毒きのこ
・除草剤
・クロロホルム
・アセトアミノフェン

栄養剤、サプリメント……
健康食品でもアレルギー反応は
起こりうる(p.106へ)

一度発症した薬をもう一度飲むと重症に

薬が原因で起こる肝障害を、薬剤性肝障害といいます。アレルギー性肝障害と中毒性肝障害の2タイプがあり、大部分はアレルギー性です。

　薬の服用をやめれば治りますが、一度肝障害を起こした薬を再び服用すると、前回よりも重症化しやすくなります。原因となった薬は飲まないようにして、別の薬に切り替えてもらいましょう。

経過｜治療

原因となる薬の服用をやめれば治る

薬の服用

↓ 1〜2日後以降

発症

↓

服用の中止

↓ 3ヵ月以内

治癒

こんな症状が出たらすぐに服用ストップを

他にも倦怠感などの症状が出ることもある。

白目が黄色くなったり、尿が紅茶のような色になる。

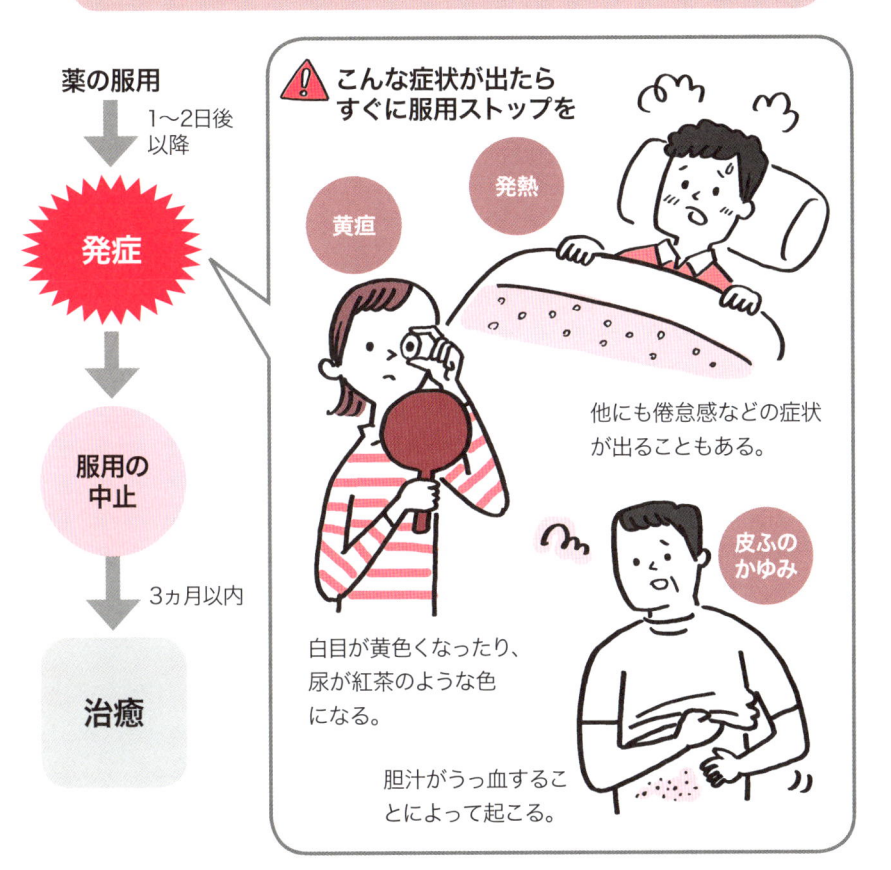

胆汁がうっ血することによって起こる。

予防するには？

薬を飲むときに気をつけたい4つのポイント

- すでに飲んでいる薬やサプリメントがある場合、薬をもらう前にその旨を伝える
- 服用量、時間を守る
- 一度アレルギー症状が出た薬の成分はノートなどに控えておき、次回から必ず医師に相談する
- 新しい薬を飲み始めて2週間くらいしたら血液検査を受けると安心

肝障害

毎日お酒を飲み続けると、肝臓は悲鳴をあげる

―アルコール性肝障害

この病気のポイント

原因は「お酒」以外にない

あなたの「飲みすぎ度」はどのくらい？

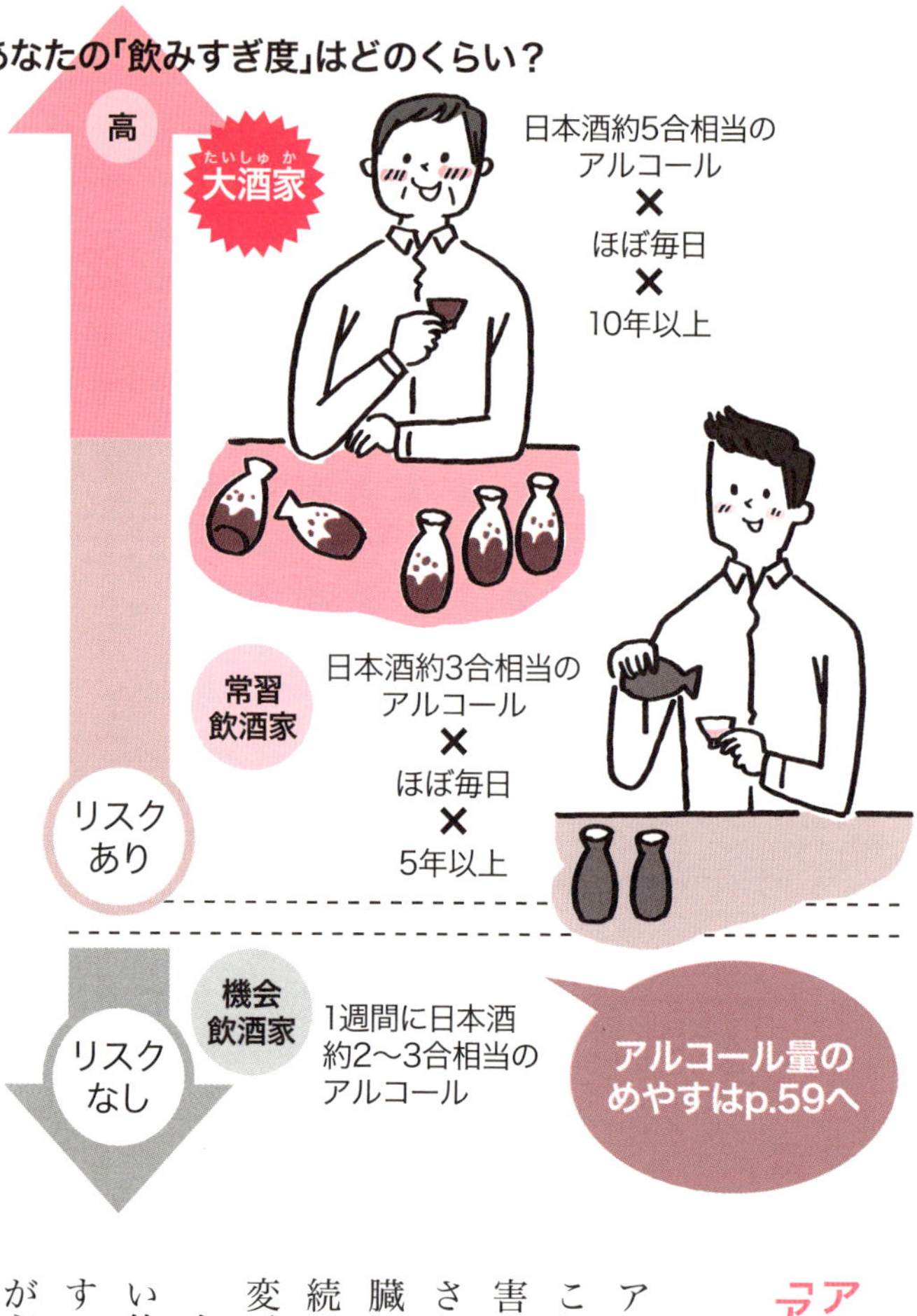

アルコール分解時の「アセトアルデヒド」が問題

アルコールは肝臓でアセトアルデヒドに分解されます。これは肝臓以外の臓器には有害なので、酢酸や水に無毒化され、さらに脂肪となって肝臓にたまります。大量飲酒を続けると肝臓が傷つき、肝硬変、肝臓がんが起こります。

女性のほうが男性よりも短い飲酒期間で肝硬変になりやすいので、飲みすぎには注意が必要です。

経過

段階的に病気は進行する

アルコールの飲みすぎ

↓

アルコール性脂肪肝

アルコールの飲みすぎにより、肝臓に過剰な中性脂肪がたまった状態。自覚症状はほとんどないが、常習飲酒家の多くがこの状態になっている。

アルコール性肝炎

大量飲酒により、肝細胞が壊死して急性肝炎を起こした状態。黄疸《おうだん》や発熱など急性症状が起こる。重症の場合、命に関わることも。

アルコール性肝線維症

肝細胞が破壊と修復を繰り返した結果、肝臓が線維化して硬くなった状態。壊死していなくても、アルコールの作用で線維化することも。肝機能が低下する。

アルコール性肝硬変

長年の大量飲酒により、肝炎や肝線維症が続いた結果、肝臓の線維化が進んで硬くなり、肝機能がさらに低下する。肝臓がんへ移行することも多い。

治療

とにかくアルコールとの縁を切るのが一番

薬物療法

補助的におこなわれる

断酒のための抗酒薬や、肝臓を保護する薬(肝庇護薬《かんひごやく》)、ビタミン剤などを補助的に用いる。

断酒

お酒をやめれば治ることが多い

お酒を飲み続ける限り、肝臓の状態は悪化する。したがって、治療の基本は断酒。お酒をやめるだけで肝機能が改善することも多い。

食事療法

症状によって栄養バランスを変える

基本は、肝細胞の修復にかかせないたんぱく質やビタミンをしっかり補給すること。脂肪肝の人は、エネルギーと脂質の摂取を制限。

脂肪肝

脂っこい食べ物、お酒が好きな人は注意

——一般的な脂肪肝

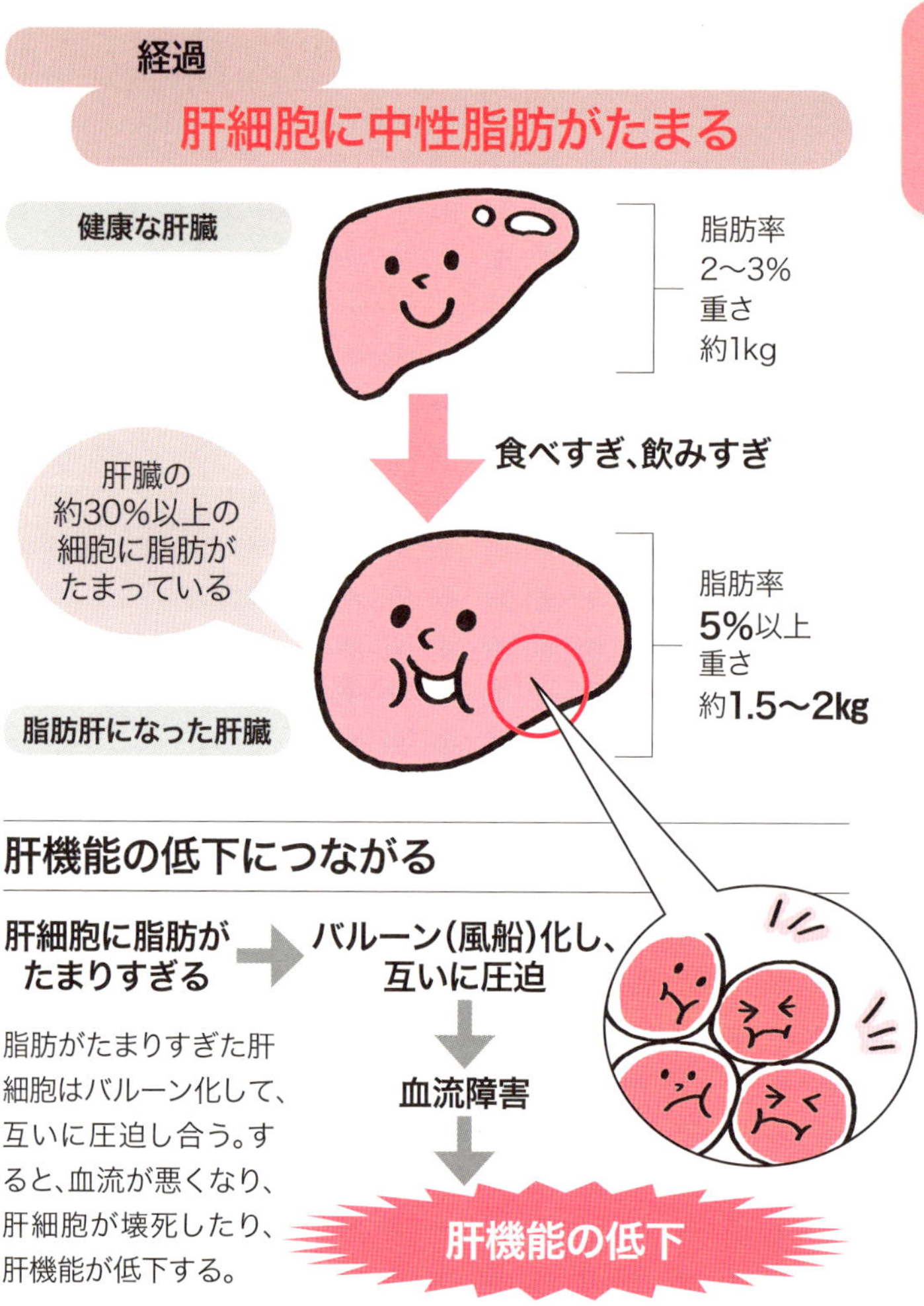

脂肪がたまりすぎた肝細胞はバルーン化して、互いに圧迫し合う。すると、血流が悪くなり、肝細胞が壊死したり、肝機能が低下する。

栄養のとりすぎ、アルコールの飲みすぎが原因

肝臓はもともと脂肪を蓄えています。しかし、食べすぎやアルコールの飲みすぎにより、肝臓の約3割の細胞に脂肪がたまると、脂肪肝と診断されます。

人間ドックを受けた2〜3割の人が脂肪肝と指摘されますが、だからといって軽く考えてはいけません。肝硬変に進行することもあるので、早めに治療を受けましょう。

治療

食事と運動のバランスを整えて治す

放っておくと肝硬変に進行してしまうことも

脂肪肝を放置していると、肝硬変に進行する可能性もある。脂肪肝は生活習慣の改善で治ることが多い。早めに対処しよう。

詳しい生活習慣の見直しは第2章(p.38〜)へ

「1〜2週間で1kg減」を続ける

1〜2週間で1kgというペースで減量し、標準体重(p.42)になるまで続ける。

食事療法

脂質を総エネルギーの20%以下に

一番のポイントは、脂質の摂取を減らすこと。総エネルギーの20%以下におさえる。揚げものや肉、菓子など脂質を多く含むものは避ける。

運動療法(p.64)

ウォーキングなど有酸素運動をおこない、脂肪を燃焼させる。

薬物療法

脂質異常症や糖尿病がある場合は、補助的に薬を使用し、治療をおこなう。

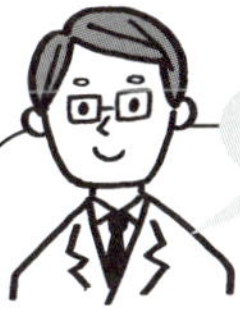

One Point Advice

太っていなくても脂肪肝になるケースがある

脂肪肝は太っていなくてもなることがあります。例えば、急激なダイエットをしたり飢餓の状態が続くと、脂肪肝になることがあります。

ライ症候群

子どもの病気で、肝臓をはじめ多臓器に脂肪が沈着し、意識障害や肝不全、脳の機能不全などが起こる。

薬物性肝炎による脂肪肝

鎮痛薬や抗生物質、副腎皮質ホルモン薬などの服用が原因で起こる脂肪肝。薬を飲むのをやめれば治る。

急性妊娠性脂肪肝

妊娠36〜40週の妊娠後期に発症。小さな脂肪の塊が肝臓全体に沈着して、急激に肝不全を起こす。

お酒を飲まなくても肝臓に脂肪がたまる

―NASH（非アルコール性脂肪肝炎）

「お酒を飲んでいないから安心」とはいえない

一般的な脂肪肝はお酒の飲みすぎが原因ですが、なかにはお酒をほとんど飲まないのに脂肪肝となり、肝炎を発症することがあります。これをNASH（非アルコール性脂肪肝炎）といいます。

肥満の人や糖尿病の人がなりやすく、若い世代にも増えています。放置すると、肝硬変や肝臓がんへ進行することがあります。

この病気のポイント

脂肪肝が進行し、NASHに

アルコール性肝炎に似た経過をたどる

肝臓が線維化する

肝臓が線維化して、肝臓が硬くなってくる。NASHを放っておくと、10年後には1～2割が肝硬変に進行するといわれている。

肝臓に炎症が起こる

一般の脂肪肝では肝臓に炎症は起こらないが、NASHでは肝臓に強い炎症が起こり、アルコール性肝炎（p.91）と同じような状態になる。

肝細胞が風船化する

肝細胞が大きくふくらむ「風船様肝細胞」や、マロリー体という物質が生じる。これもアルコール性肝炎と共通する特徴。

経過

肝硬変、肝臓がんへ進行する可能性がある

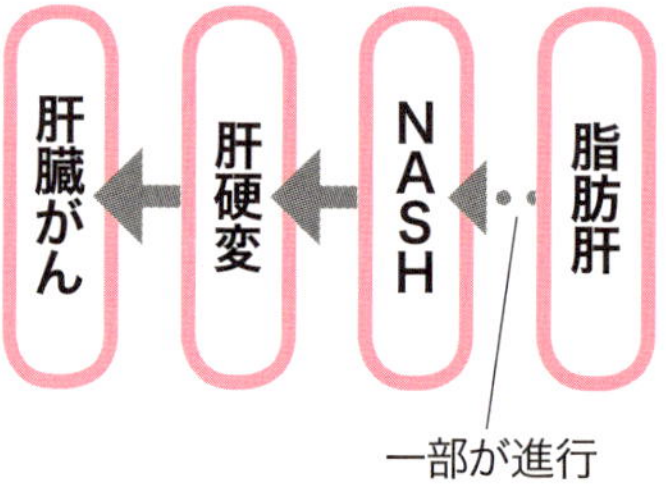

原因はよくわかっていないが、進行した脂肪肝の一部がNASHとなり、肝硬変や肝臓がんに進むことがある。まれに、肝硬変を経由せずに肝臓がんになることもある。

メタボリックシンドローム、糖尿病の人は注意

メタボリックシンドロームの診断基準

メタボリックシンドロームの人は、脂肪肝やNASHになりやすいので要注意。診断基準に当てはまる人は、食生活や運動習慣を見直して。

内臓脂肪の蓄積　腹囲が………男性：**85cm**以上
………女性：**90cm**以上

＋

脂質異常症（血液検査で）
中性脂肪値
… **150mg/dℓ**以上
HDLコレステロール値
…… **40mg/dℓ**未満
※いずれかor両方

高血圧（血圧測定で）
最高血圧（収縮期血圧）
… **130mmHg**以上
最低血圧（拡張期血圧）
…… **85mmHg**以上
※いずれかor両方

高血糖（血液検査で）
空腹時の血糖値
… **110mg/dℓ**以上

3つのうち、2つ以上が該当する

メタボリックシンドローム

糖尿病を合併して発症している人が多い

高血糖の状態が続くと糖尿病になるが、この糖尿病とNASHを併発している人は多い。原因はわかっていないが、運動不足などが関係していると考えられている。

治療

薬はない。運動、食事療法が明暗をわける

食事療法は
第2章p.42～
運動療法は
第2章p.64

NASHそのものに対する治療薬はない。唯一の治療法は、背景にある脂肪肝を改善するために生活改善（食事療法・運動療法）をしっかりおこなうこと！

さらに進行した肝臓の病気

肝臓が自力で修復できないレベルまできている
―肝硬変

この病気のポイント

肝臓がでこぼこになり、サイズも小さくなる

ウイルスなどにより、肝細胞が壊れる

↓

本来は自力で修復

↓

さらに肝細胞が壊れる

↓

さらに自力で修復

これを繰り返すと……

↓

これ以上修復できない状態に！

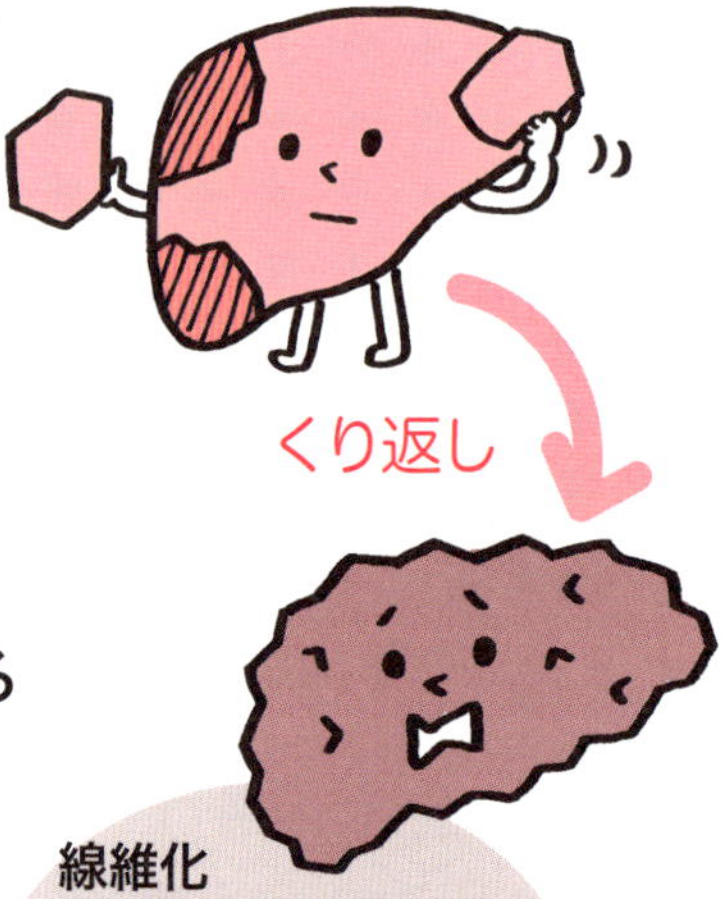

線維化

炎症で肝細胞が破壊され続けると、修復が追い付かなくなり、肝臓が線維化してカチカチに。

サイズも小さく

線維化が進み、肝臓自体も少し小さくなる。硬く小さくなった肝臓は、機能を果たせなくなる。

肝臓がカチカチに硬くなってしまう

肝臓は再生能力が高く、肝細胞が壊れても自ら修復できます。しかし、その力にも限界があり、破壊と修復を繰り返すうちに線維化し、肝臓が硬くなります。すると、肝臓が十分に機能できなくなります。これが、肝硬変です。

進行すると合併症（p.98）が起こったり、肝臓がんに移行することも多いので、早急に治療を受けましょう。

経過

黄疸《おうだん》やむくみが出たらかなり進行したサイン

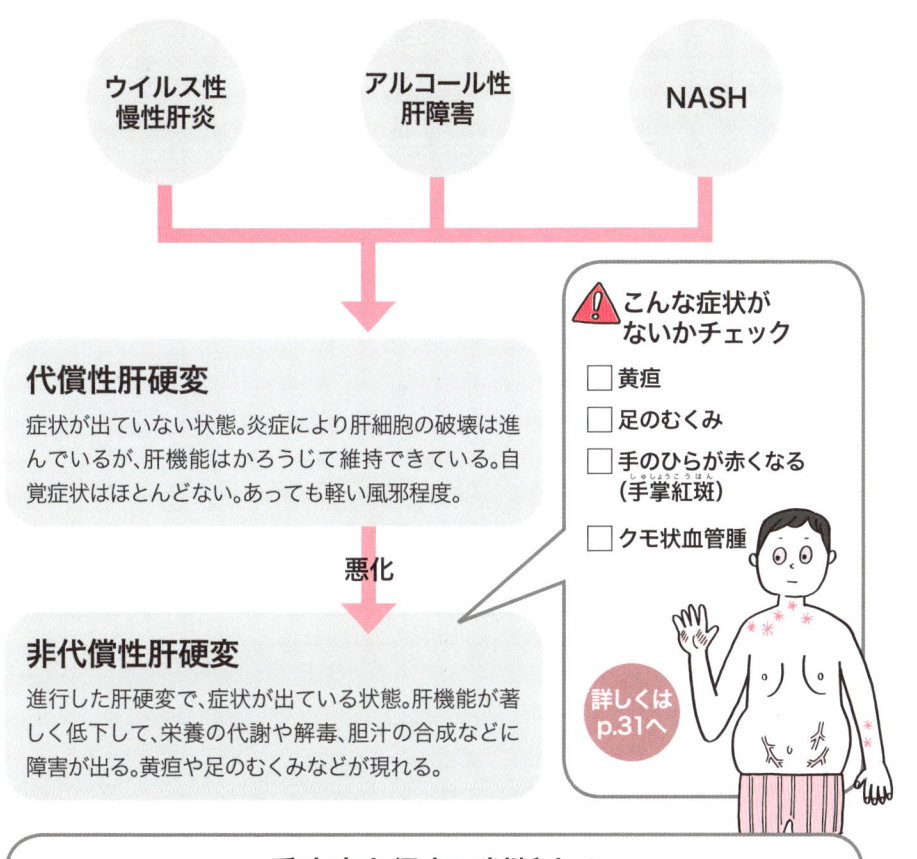

ウイルス性慢性肝炎

アルコール性肝障害

NASH

↓

代償性肝硬変

症状が出ていない状態。炎症により肝細胞の破壊は進んでいるが、肝機能はかろうじて維持できている。自覚症状はほとんどない。あっても軽い風邪程度。

↓ 悪化

非代償性肝硬変

進行した肝硬変で、症状が出ている状態。肝機能が著しく低下して、栄養の代謝や解毒、胆汁の合成などに障害が出る。黄疸や足のむくみなどが現れる。

こんな症状がないかチェック

- □ 黄疸
- □ 足のむくみ
- □ 手のひらが赤くなる（手掌紅斑《しゅしょうこうはん》）
- □ クモ状血管腫

詳しくはp.31へ

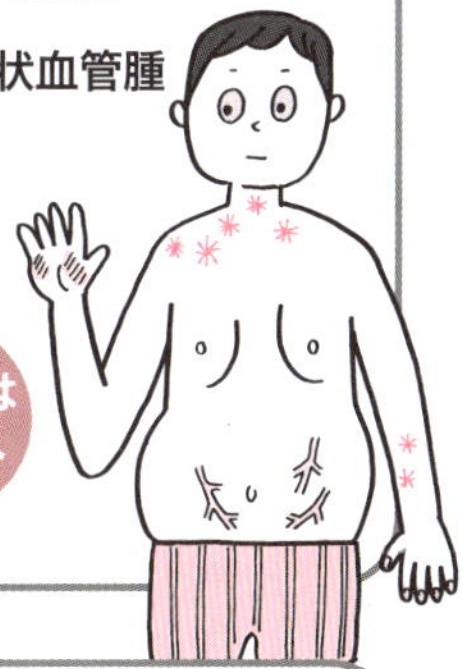

重症度を得点で判断する

肝性脳症《かんせいのうしょう》(p.98)	総ビリルビン(mg/dℓ)	プロトロンビン時間(%)
なし→1点 軽度→2点 時々昏睡状態に陥る→3点	2.0未満→1点 2.0〜3.0→2点 3.0より↑→3点	80より↑→1点 40〜80→2点 40未満→3点
腹水《ふくすい》(p.99)	**血清アルブミン(g/dℓ)**	5〜6点→A 7〜9点→B 10〜15点→C
なし→1点 少量あり→2点 中等量あり→3点	3.5より↑→1点 2.8〜3.5→2点 2.8未満→3点	

結果は A→B→Cの順で重症度が上がる。肝臓がんの治療は肝硬変の重症度により変わるので、その判断に用いられる。→p.121

肝硬変は合併症にも注意が必要

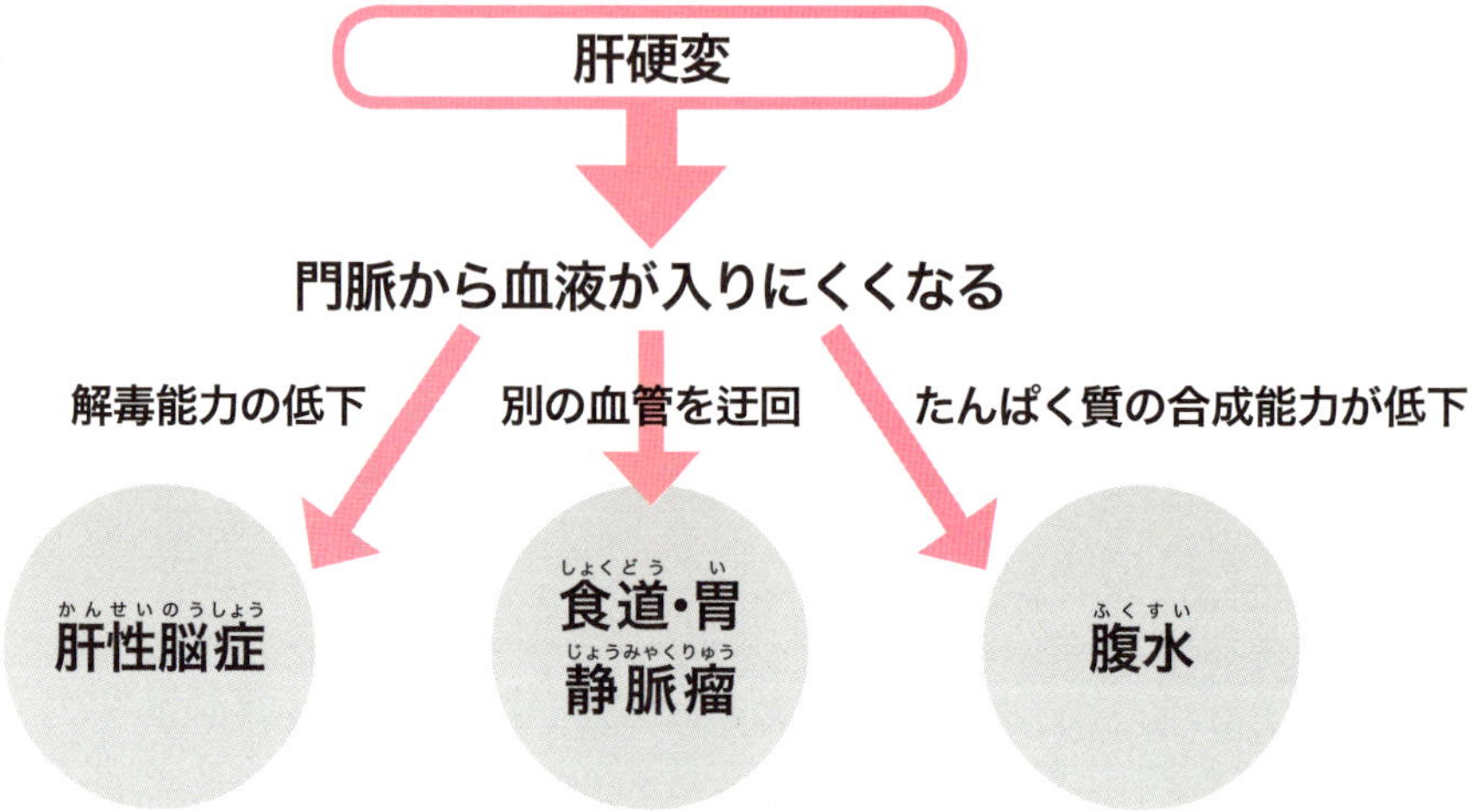

肝臓が硬くなると、門脈から肝臓へ血液が流れにくくなり、門脈内の圧力が高まる。この状態を門脈圧亢進症《もくみゃくあつこうしんしょう》といい、以下のような合併症を引き起こす。

食道・胃静脈瘤

こぶが破裂すると、命に関わることも

静脈瘤が破裂すると、大出血を起こす。血液の混ざった黒色便や吐血が起こったら、破裂した可能性が。至急、受診を！

血管壁に圧力がかかりこぶのようにふくらむ

食道や胃の静脈がバイパスになることが多い。そこに大量の血液が流入すると、血管壁がこぶ状にふくらむ（静脈瘤）。

血管が肝臓を迂回して流れる

肝臓へ流れるはずの血液が逆流し、その血液が肝臓を迂回して流れるようになる。

肝性脳症

アンモニアが脳に達し、中枢神経に障害が

血液中に増えた多量のアンモニアが脳の中枢神経に達すると、昼夜逆転などの神経症状が現れる(p.32)。

血液が肝臓を迂回するため解毒されない

門脈圧亢進症により血液が肝臓を迂回し、別の静脈を通る。血液が肝臓を通らなくなり、解毒もされなくなる。

肝機能が低下し、アンモニアがたまる

肝硬変により肝臓の働きが悪くなっているため、有害物質の解毒ができず、血液中にアンモニアが増える。

腹水

お腹が張ったり体重が急に増加する

門脈圧亢進症に低たんぱく血症が加わって腹水がたまる。お腹が張る、体重が急に増えるなどの症状が出る。

←

血液中の水分を維持できなくなる

肝機能が低下して、血液中の水分を維持するアルブミン(たんぱく質)の合成が減り、低たんぱく血症となる。

＋

血しょうやリンパ液が漏れ出るようになる

門脈の圧力が高まると、血しょう(血液の液体成分)が血管外に漏れ出る。リンパ液もリンパ管から漏れ出るようになる。

治療法

肝硬変の原因や合併症に対する治療をおこなう

肝硬変の原因に対する治療

B型肝炎が原因の肝硬変
▼
ラミブジンなどの抗ウイルス薬でウイルスをおさえる
(p.117)

C型肝炎が原因の肝硬変
▼
インターフェロン治療でウイルスを排除する
(p.114)

＋

規則正しい食事と運動

合併症の治療

腹水
↓
アルブミンを増やす
(分岐鎖アミノ酸製剤)
腹水を減らす
(利尿薬)
塩分を控える
(p.56)

肝性脳症
↓
アンモニアを減らす
(人工的な糖分を使用)
たんぱく質を控える
(通常の約6割に)

食道・胃静脈瘤
↓
こぶの破裂を防ぐ
(内視鏡的結紮《けっさつ》療法、
内視鏡的硬化《こうか》療法)
補助的に薬物治療も

さらに進行した肝臓の病気

ウイルス性肝炎の人はリスクが高い
―肝臓がん

この病気のポイント

原因はウイルス性肝炎がほとんど

ウイルスがいるか、いないかが重要

日本では、肝臓がんの約80 ～90％がウイルス性肝炎をもとに起こっており、そのうち約40 ～60％がC 型肝炎による。ウイルス感染から30 ～40 年かかって肝臓がんに進行する。

急性肝炎
↓
慢性肝炎
↓
肝硬変
↓
肝臓がん

⚠ こんな人は肝臓がんになるリスクがある

B型肝炎ウイルスに感染している人

肝臓がんの原因の約2 割を占める。男性は女性の4 倍リスクを有している。肝硬変を経由せずがん化することも。

C型肝炎ウイルスに感染している人

肝臓がんの原因でもっとも多い。高齢になるほどリスクは高まる。男性は女性の約1.5 ～2 倍発がんしやすい。

お酒を大量に飲む人

大量に飲酒する人（日本酒換算1 日5 合以上）は、肝硬変や肝臓がんのリスクが高い。

NASHの人

通常の脂肪肝のがん化は少ないが、NASH は肝硬変・肝臓がんに進行することが。

自覚症状がなく、がんになってから気づく人も多い

肝硬変が進行すると、肝臓がんになります。自覚症状に乏しいので、検査でがんを指摘されて初めて受診する人も多いものです。日本では、肝臓がんの多くがウイルス性肝炎から進行しています。

治療法が進んだ今、肝臓がんは不治の病ではありません。早期に治療をするためにも、とくにウイルス性肝炎の人は検査を必ず受けましょう。

さまざまな検査で早期発見を

画像検査

**超音波検査(エコー)
(p.25)**
がんがあるか
ないかを調べる

↓

**CT検査、MRI検査
(p.25)**
肝臓がんかどうかの
確定診断に用いる

↓

**血管造影検査
(p.25)**
血管へのがんの
広がりがわかる

血液検査

**肝機能検査
(p.11)**
とくにチェックしたいのは……
総ビリルビン
血清アルブミン
プロトロンビン時間
など

現時点で肝機能がどれだけ残っているかを調べる。

**腫瘍マーカー
(p.23)**
AFP
PIVKA-II
AFP-L3分画

腫瘍の有無をチェックできるが、この検査だけでは確定できない。

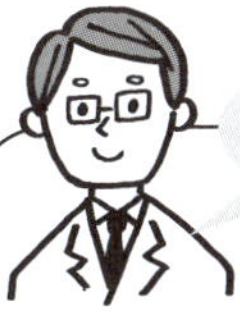

One Point Advice

肝臓がんは再発率がワースト1

肝臓がんは、もっとも再発率の高いがんです。他の部位への転移はまれで、肝臓内で再発を繰り返します。

完治後も定期検査をきちんと受けましょう。

<肝臓がんの特徴>

- 何度でも再発する
- 骨と肺に転移の可能性はあるが、転移する確率は高くない

治療法

がんの進行や肝機能によって変わる

肝臓は少しなくなっても支障がない

肝臓は一部を切除してもやがて再生するので、肝機能がそれほど低下していなければ、切除という選択肢もある。治療法は、がんの進行度（大きさ、数、血管への広がり、肝臓以外への転移の有無）と肝機能の状態によって決定する。

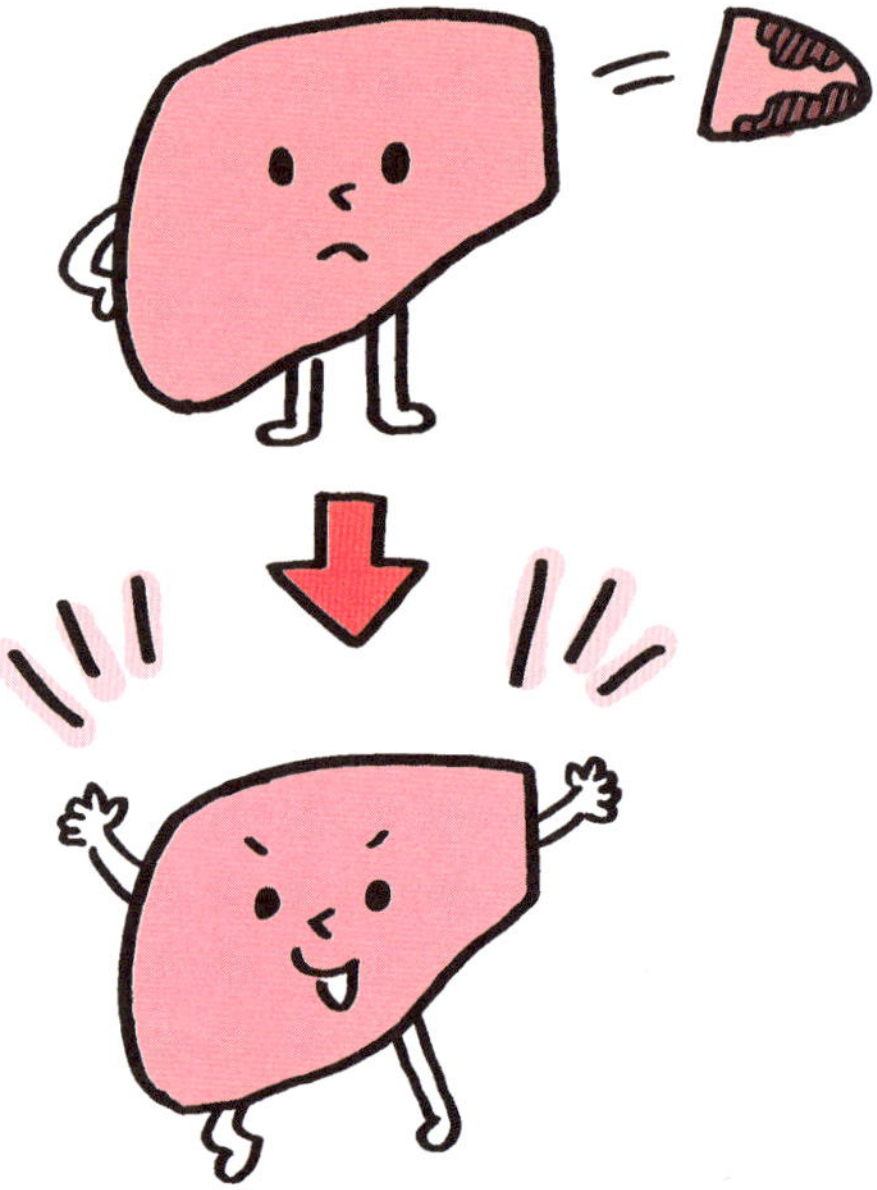

2種類のアプローチでがんとたたかう

内科的局所療法(p.121)

お腹を開かずにおこなう治療法。がんがさほど進行しておらず、肝機能もある程度残っているときに可能となる。

ラジオ波焼灼《しょうしゃく》療法(p.122)

高周波をあてて
がんを焼く

肝動脈塞栓術《かんどうみゃくそくせんじゅつ》(p.122)

肝動脈をふさぎ、がんに
栄養が届かないようにする

エタノール局注療法(p.123)

がんに針を刺し、エタノールを
注入する古くからの手法

外科的治療(p.124)

手術でがんそのものを切除する。肝機能が手術に耐えられる程度残っていて、他の部位への転移がないときに可能。

肝切除(p.124)

がんのある部分、がんの周辺の
肝臓を切り取る

生体肝移植(p.125)

健康な人の肝臓を移植し、
再生させる

※その他に、動注化学療法（p.123）や放射線の一種である「重粒子線」を用いた治療、分子標的薬（p.125）、強い超音波をあてる「集束超音波療法」などがある。

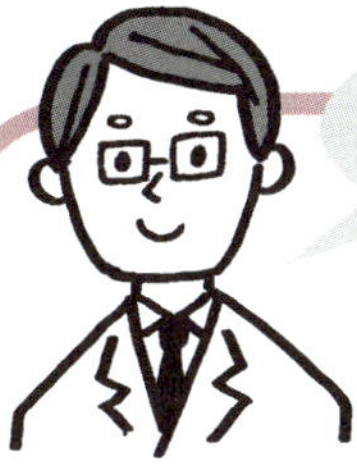

One Point Advice

知っておきたい 胆のう、すい臓の病気

肝臓と連携して働いているのが、胆のうとすい臓。どのような病気があるのか、知っておきましょう。

胆のうの病気

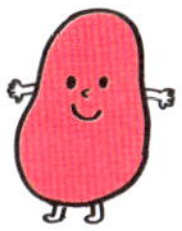

胆のうポリープ

胆のうの内壁に盛り上がった病変ができる病気。大部分は良性だが、良性も悪性(胆のうがん)も自覚症状はほとんどない。良性なら経過観察、悪性なら手術が一般的。

胆道がん

胆汁の通り道である胆道にできるがんで、胆のうがんと胆管がんがある。早期には自覚症状はなく、進行すると黄疸《おうだん》が現れる。手術をおこなうことが多い。

胆石症

胆汁の成分が結晶化した石ができる病気。胆のう結石や肝内結石はほとんど症状がないが、総胆管結石では激痛が起こる。お腹に穴を開けて石を摘出したり、薬で溶かしたりして治療する。

胆のう炎、胆管炎

胆石により胆汁がうっ滞し、炎症が起こる。急性では右上腹部に激しい痛みがあるが、慢性では無症状のことがある。どちらも抗生物質で炎症をおさえる。胆のう炎は胆のう摘出も。

すい臓の病気

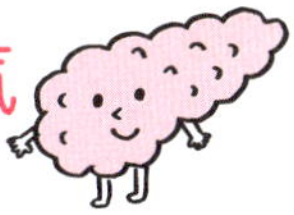

すい臓がん

すい臓にできる悪性腫瘍。早期発見がむずかしく、自覚症状があまりないので、発見時には進行していることが多い。すい頭部にがんがあると黄疸が現れる。治療は手術が基本で、化学療法や放射線療法を併用することもある。

急性すい炎

すい液内の消化酵素が活性化し、すい臓が消化される。アルコールや胆石が原因のことが多く、みぞおちに激痛が。治療は、絶食、絶飲、薬物療法が中心。

慢性すい炎

長い期間をかけて、すい臓の細胞が破壊され、線維化する病気。腹痛の後、すい臓の機能不全に陥る。進行をおさえる薬物療法や内視鏡的治療が基本。

細菌、免疫異常……さまざまな要因で発症する

―自己免疫性肝炎、肝のう胞、肝膿瘍《かんのうよう》

発症率は高くないが、知っておきたいその他の肝臓病

肝臓病には、これまで挙げてきた病気以外にもさまざまな種類があります。免疫系の異常によって起こる自己免疫性肝炎や、先天性のケースが多い肝のう胞、細菌感染が原因の肝膿瘍などです。

これらは脂肪肝やウイルス性肝炎に比べ、発症率は高くありません。しかし、重症になると命に関わるものもあるので、注意が必要です。

自己免疫性肝炎

本来ウイルスや細菌とたたかうはずの免疫が……

私たちの体には、免疫システムが備わっている。免疫とは、体内に侵入してきたウイルスや細菌を攻撃して体を守ろうとする力のこと。

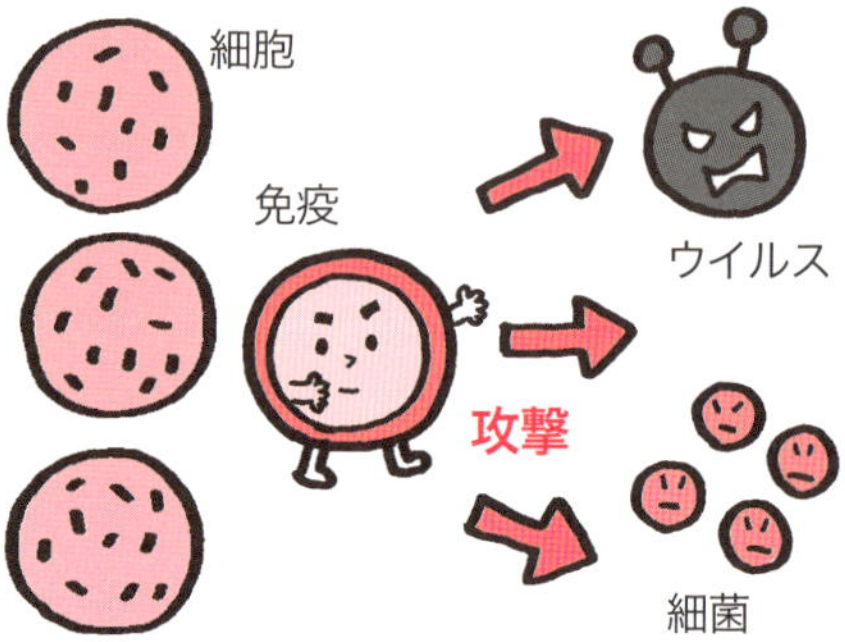

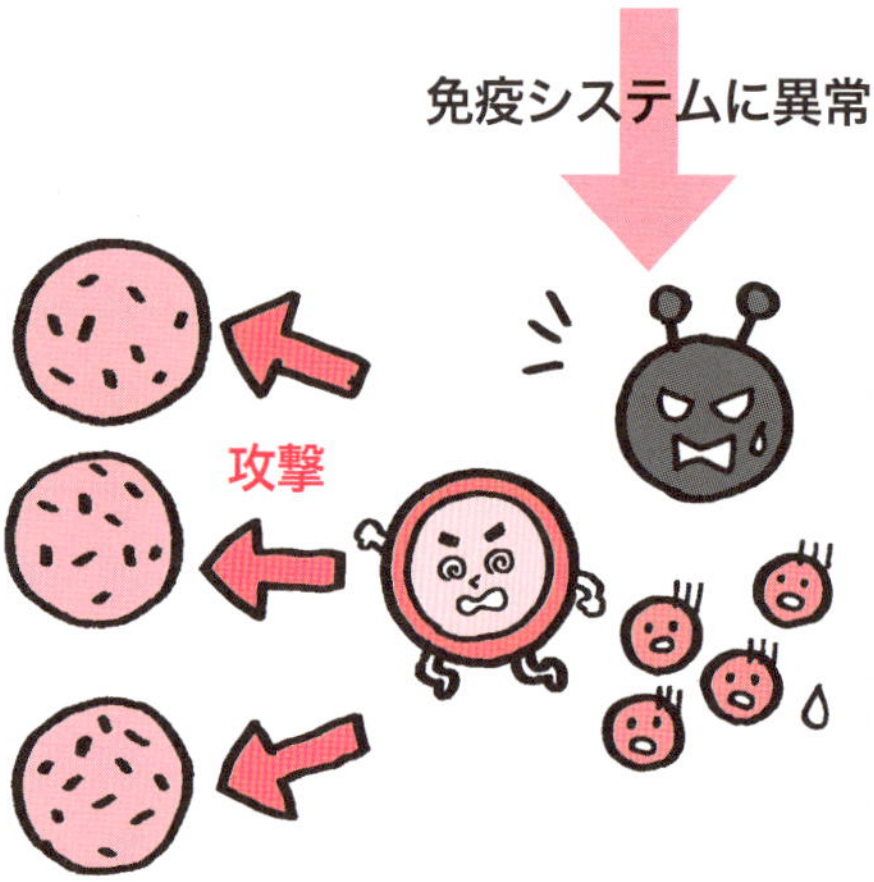

何らかの原因で免疫システムに異常が生じると、自分の体を攻撃してしまう（自己免疫）。これが肝臓に起こると、自己免疫性肝炎が発症する。

免疫がどこを攻撃するかで症状が変わる

肝細胞 を攻撃

自己免疫性肝炎(AIH)

自己免疫により肝細胞が攻撃される病気で、肝臓に慢性的な炎症が起こる。自覚症状は乏しいが、まれに急性肝炎の症状が出ることも。ステロイド薬による治療が効果的。

細い胆管 を攻撃

原発性胆汁性肝硬変(PBC)

自己免疫により肝臓内の細い胆管が攻撃される。初期は症状に乏しいが、進行すると皮膚のかゆみや黄疸《おうだん》が現れる。治療は進行をおさえる薬が中心。

太い胆管 を攻撃

原発性硬化性胆管炎(PSC)

胆汁の流れが悪くなり、太めの胆管が炎症を起こす。胆管が線維化して狭くなる。薬物療法、内視鏡下での胆管拡張をおこなう。

肝のう胞

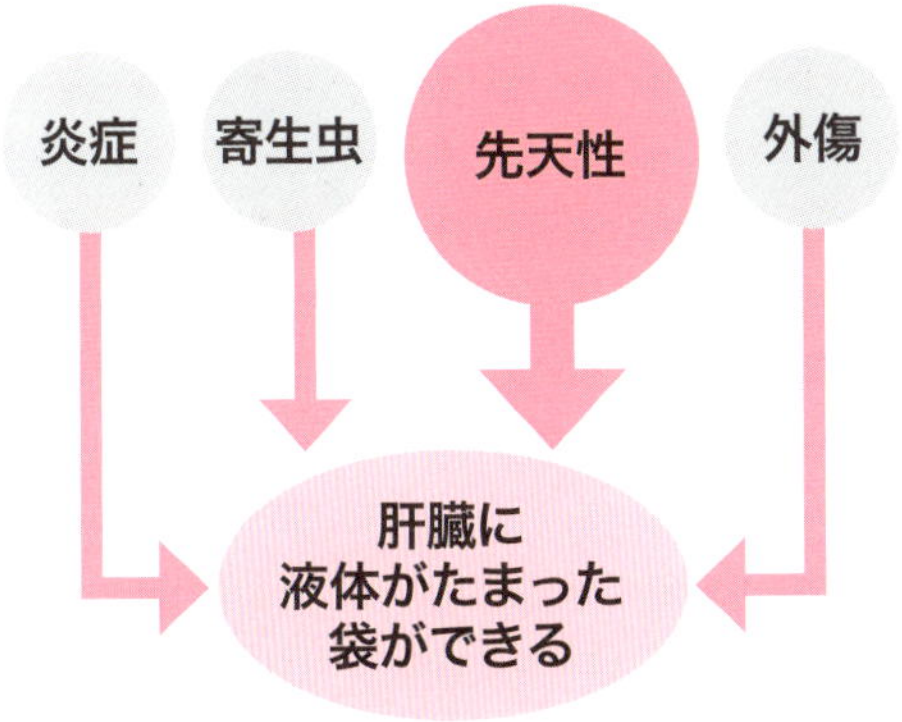

多くは無症状で治療は不要

肝臓内に液体のたまった袋(のう胞)ができる病気。ほとんどが先天性だが、寄生虫や炎症などが原因となることも。多くは無症状で、治療も不要。悪性が疑われる場合などに治療をおこなう。のう胞に針を刺して液体を出したり、切除することもある。

肝膿瘍

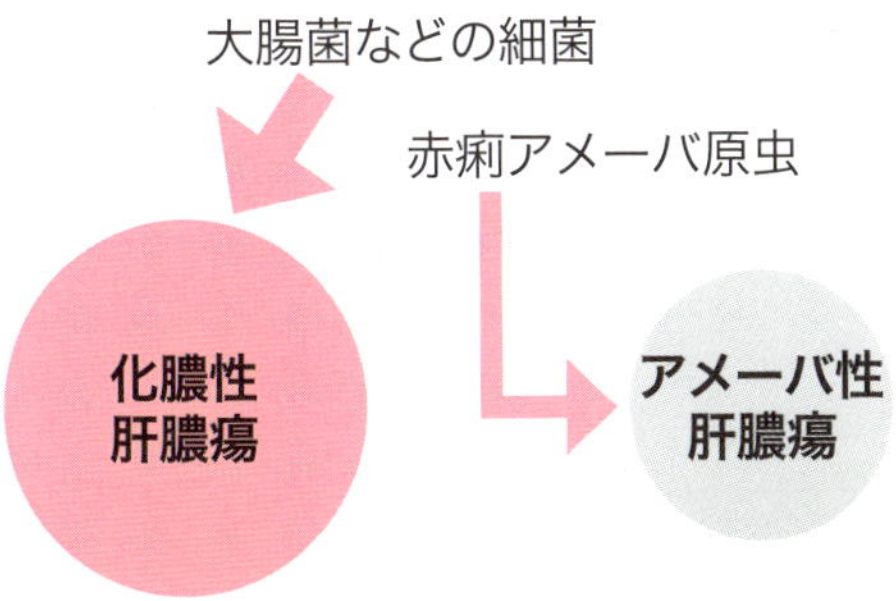

細菌によって膿《うみ》がたまる

肝臓に膿がたまる病気。感染源によって、「アメーバ性肝膿瘍」と「化膿性肝膿瘍」があり、日本では後者がほとんど。重症の場合、死亡率が10 ～30%にもなる。膿瘍が小さければ薬物治療、大きい場合は膿を吸い出す。

Column

栄養剤、サプリメント……
必要以上に飲みすぎないで

よりいっそうの健康や若さを目指して栄養剤やサプリメントを飲み続ける人がいますが、こうしたものも薬と同様、肝臓の負担となります（p.88）。実際に多量のサプリメントを飲み続けて肝障害を起こしたケースもあるのです。そもそも、120％の健康などなく、どうやっても100％以上にはなりません。必要以上に飲まないようにしましょう。

健康食品をとるときに知っておきたい3つのポイント

成分を抽出するため「添加物」が使われている

食品や植物などから有効成分を抽出する際に使われている添加物に対してアレルギー反応を起こし、薬剤性肝障害を発症することも。

本当に必要なものに絞って飲む

栄養剤やサプリメントを利用してもよいが、本当に必要なものだけを飲む。何種類も飲むと分解するときに肝臓に大きな負担がかかるので、1種類ずつに。

2週間ほどしたら
血液検査を受けてみると安心

薬剤性肝障害の多くはアレルギー性。健康食品を２週間程度服用したら、医療機関で血液検査を受けて肝機能を調べてもらうとよい。

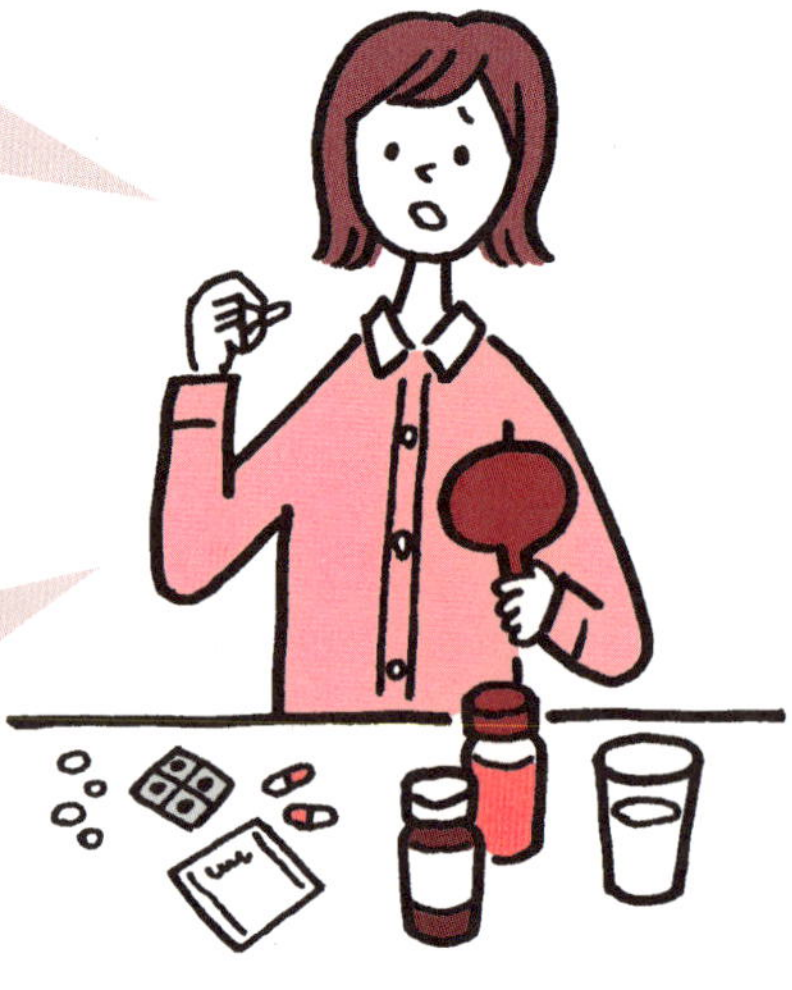

第4章

技術が進歩し、
治せることがほとんど

最新治療法を知って不安を解消する

肝臓の病気と診断されたからと、
悲観的になる必要はありません。
治療の技術は日々進歩し、
効果の高い新しい薬も
登場しています。
最新治療を
おさえておきましょう。

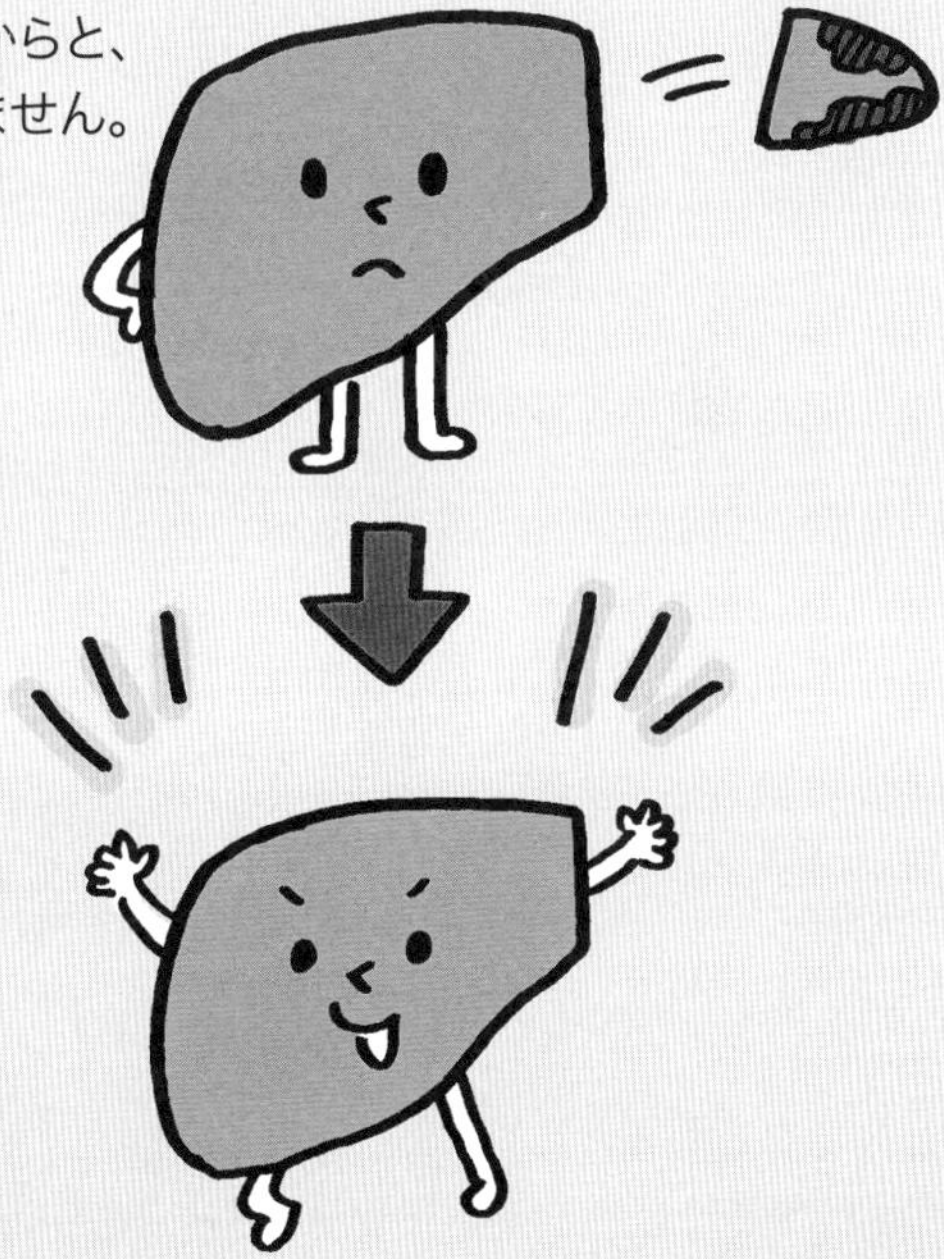

治療の前に

疑問、不安を事前に解消

―治療に関するQ&A

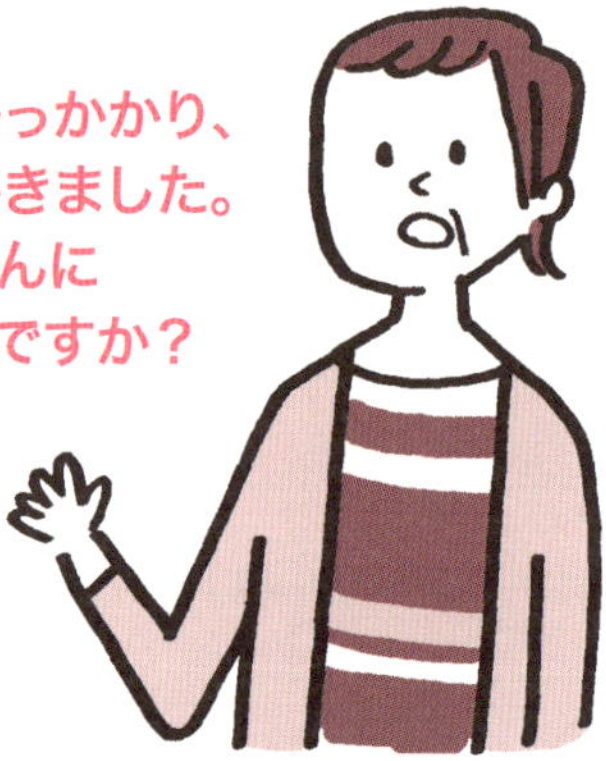

Q1 健康診断の肝機能数値でひっかかり、再検査の通知がきました。専門のお医者さんに診てもらうべきですか？

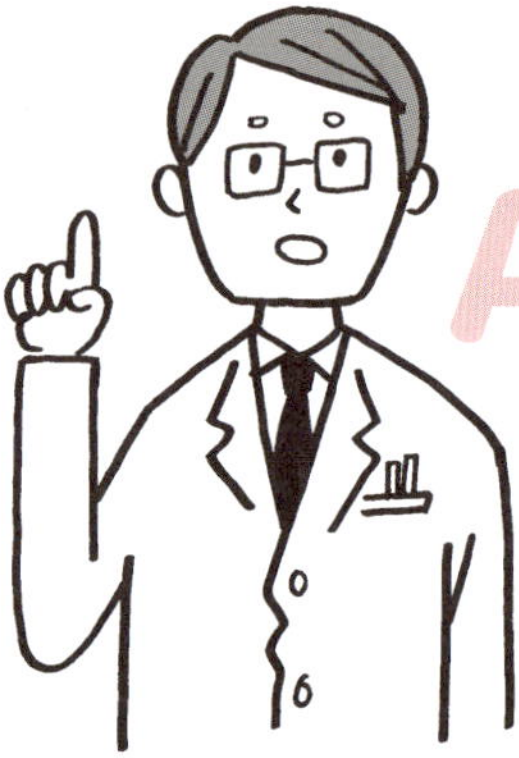

A 専門医にかかることをおすすめします

肝臓の状態を詳しく調べたり、今後の治療方針を決めるには、肝臓の専門医を受診したほうがよいでしょう。専門医は、日本肝臓学会のホームページ※で調べることができます。

Q2 仕事もあるし、頻繁に通院するのはちょっと……。

A 医師に言われた通院は必ず守りましょう

肝臓は「沈黙の臓器」。知らぬ間に進行していることもあります。病気を治したければ、自覚症状がなくても定期的に通院して、検査を受けてください。

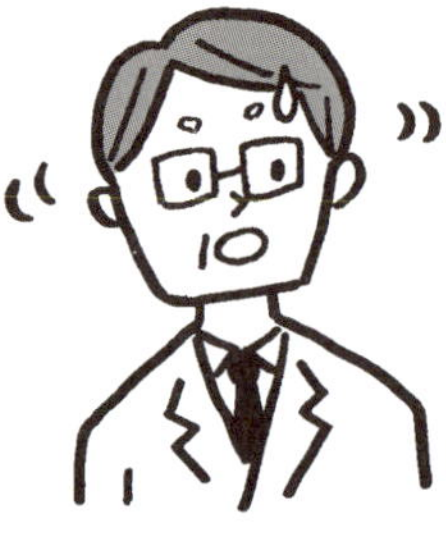

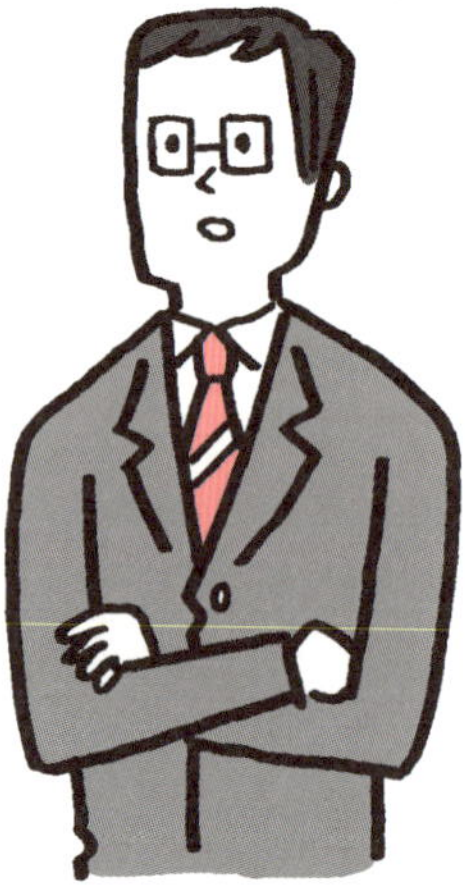

※日本肝臓学会ホームページ http://www.jsh.or.jp/

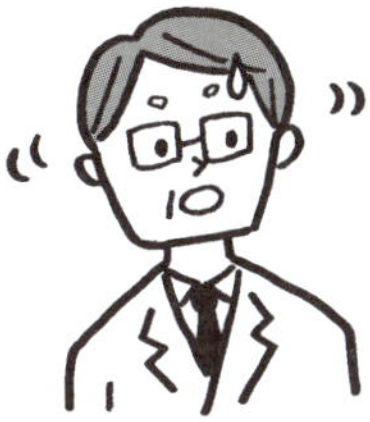

Q3 健康診断で、脂肪肝と言われました。多くの人が脂肪肝だというし、痛みなどもないのであまり気にしていないのですが……。

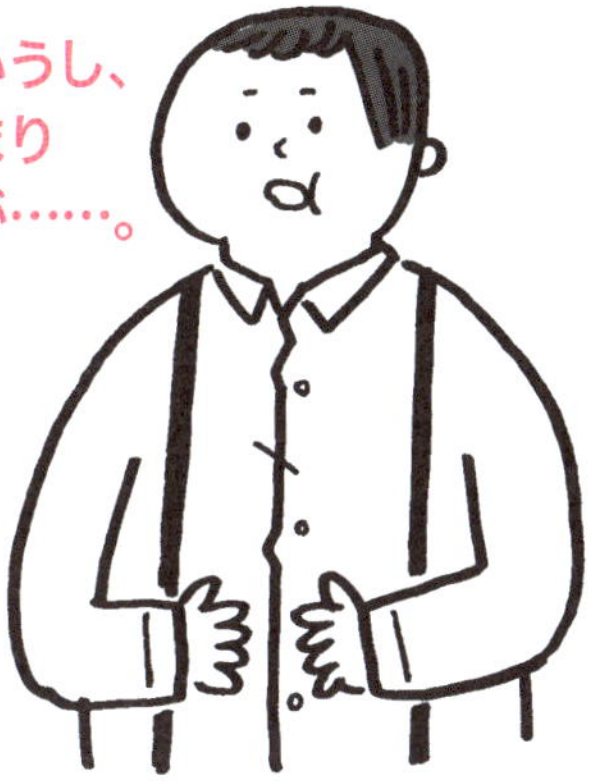

A 脂肪肝も立派な病気！　薬はないので食事・運動で治すしかありません

脂肪肝を放っておくと肝硬変になってしまうことがあります。脂肪肝の薬はなく、唯一の治療法は食生活改善と運動です。悪化する前にしっかり治しましょう。

p.112へ

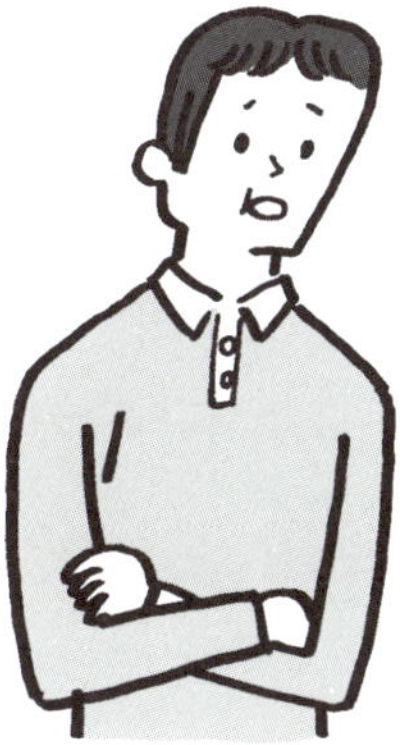

Q4 慢性肝炎と診断され、どうしたらいいのかとても不安です……。

A ストレスは肝臓への負担に。医師や家族と二人三脚で乗り越えましょう

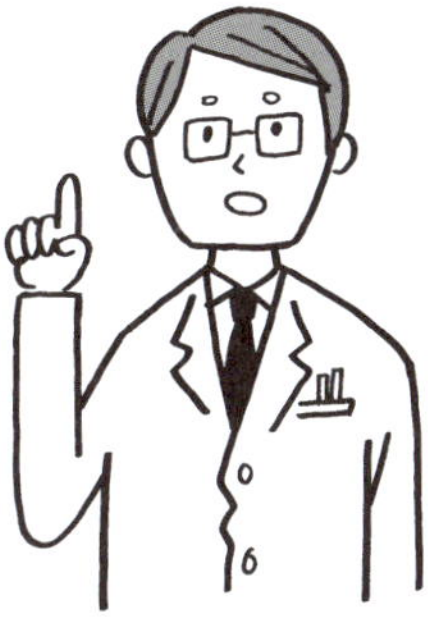

不安やストレスは、病気を悪化させる要因になります。心配事があれば医師に相談をして、前向きに治療に取り組みましょう。家族のサポートもかかせません。

Q5 ウイルス性肝炎と診断され、インターフェロン(p.114)を使用することに。インターフェロンの使用中は他の薬は飲めないの？

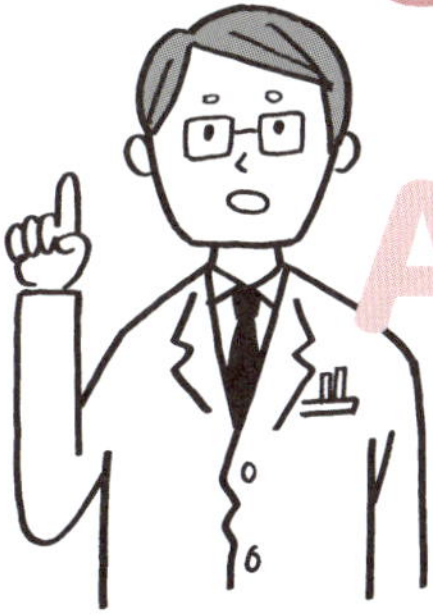

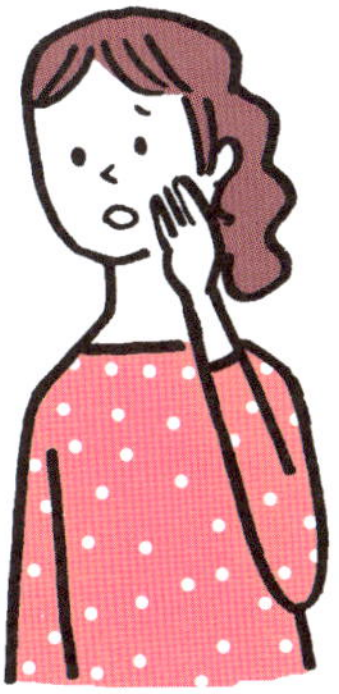

A そんなことはありません。ただし、必ず医師に相談してください

インターフェロン治療中でも他の薬を使うことはできます。ただし、どのような薬でも思わぬ副作用や相互作用が出ることがあるので、事前に医師に相談してください。

p.114へ

自分の力で治す

安静と栄養補給で体をいたわる

―自然治癒

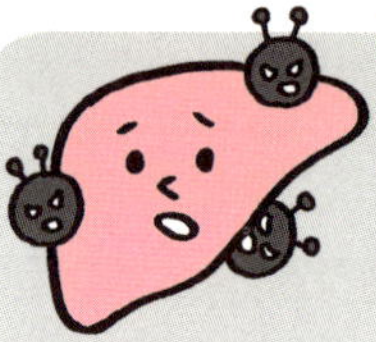

この治療が有効なおもな肝臓病

ウイルス性急性肝炎（A型、B型）
（p.78、82、86）

急性の症状が出たら入院で徹底的に安静を

急性肝炎　黄疸《おうだん》、吐き気、めまい、発熱

最近では10日程度の短期入院

入院

安静

安静にして、体力の消耗を防ぐ。また、横になっていると肝臓への血流が増えるので、肝機能の回復につながる。

栄養補給

食欲不振や吐き気などにより食事をとれないことが多い。ブドウ糖やビタミンなどの栄養を点滴で補う。

薬物療法

薬物療法は必要に応じて補助的におこなう。黄疸などの症状が強いときには、肝臓の炎症をおさえる薬を使う。

数週間で治癒

以前の「安静」とは考え方が変わった

急性肝炎は、入院して安静を保ち、十分な栄養をとっていれば自然治癒することがほとんどです。

以前は、肝臓病なら安静が必要だと言われていましたが、今は慢性期には逆効果だと考えられています。運動不足をまねき、病状を悪化させてしまうからです。状態が安定しているときは、ふつうの生活を送るようにしましょう。

劇症化していないかのチェックも

急性肝炎のごく一部は、劇症肝炎（p.78）に移行する。劇症肝炎は命に関わる危険な状態なので、重症度を調べるために、プロトロンビン時間（p.13）の検査をおこなう。

症状が安定しているときは適度な運動を

食生活が豊かになるなど生活様式が変化したため、昔と今では肝臓病の治療方針が大きく変わっている。

昔の考え方 肝臓病になったら……

- 高カロリーの食事
- 高タンパクの食事
- とにかく安静

今の考え方

カロリーはおさえる

エネルギーのとりすぎは肥満をまねくだけでなく、肝臓の負担にもなる。摂取エネルギー量は自分にとっての適正量（p.42）を守る。

たんぱく質のとりすぎはNG

たんぱく質をとりすぎると、肝臓の負担が大きくなり、病状が悪化する一因になる。慢性期においては、過剰にとらないように注意。

適度な有酸素運動

運動不足になって肥満になると、脂肪肝が進行する。適度な有酸素運動をおこなって、エネルギーを消費し、肥満を防ぐ。

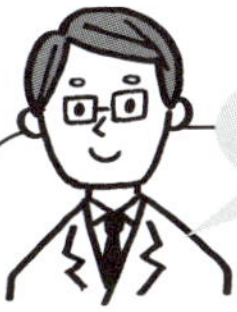

One Point Advice

正しい生活リズムは肝臓へのやさしさ

肝臓をいたわるために、規則正しい生活を。家にいることの多い人は、生活にメリハリをつけて。仕事をしている人は、休日も平日とできるだけ同じ時間帯に寝起きしましょう。

自分の力で治す

腹八分目。食べた量に合わせて運動する

―食事療法、運動療法、お酒とのつき合い方

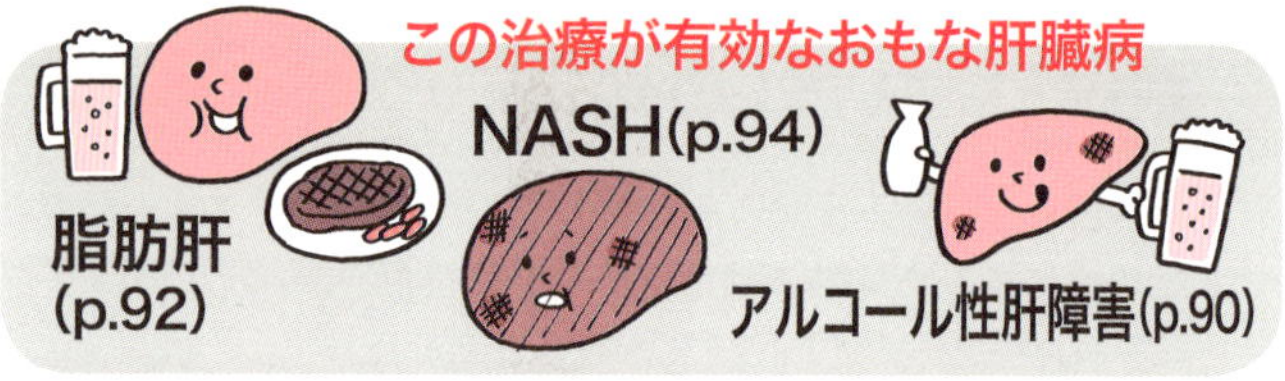

強い意志が必要だが、それ以外の治療法はない

健康的な食事、適度な運動、禁酒。この３点をしっかり実行すれば、生活習慣に由来する肝臓の病気は治る。

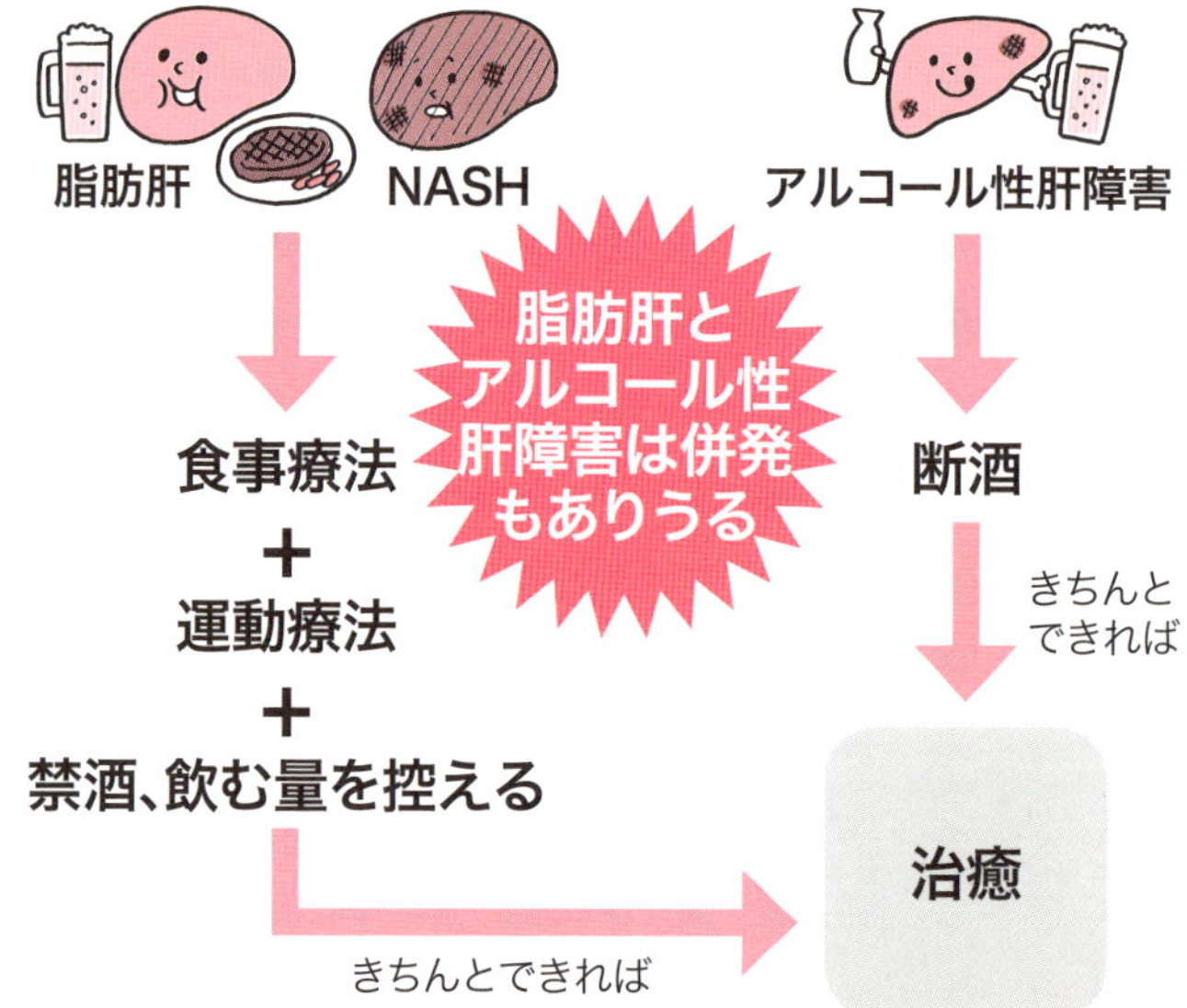

生活習慣の改善でしか治らない病気がある

脂肪肝やアルコール性肝障害と指摘されても、たいしたことないと軽く考えている人は多いものですが、肝硬変に進行することもあるので、しっかり治療しましょう。

治療法は、生活習慣の改善です。これしかありません。自制心や意志が必要なので、薬を飲むよりかえって大変だともいえますが、きちんとおこなえば効果も現れます。

今までの食事・日常生活をカイゼン！

ここでカイゼン！

- 栄養素をバランスよくとる
- 腹八分目を心がける
- 3食規則正しくとる
- お酒をやめる
（アルコール性肝障害の場合）
お酒を減らす

▶詳しくは第2章p.42〜

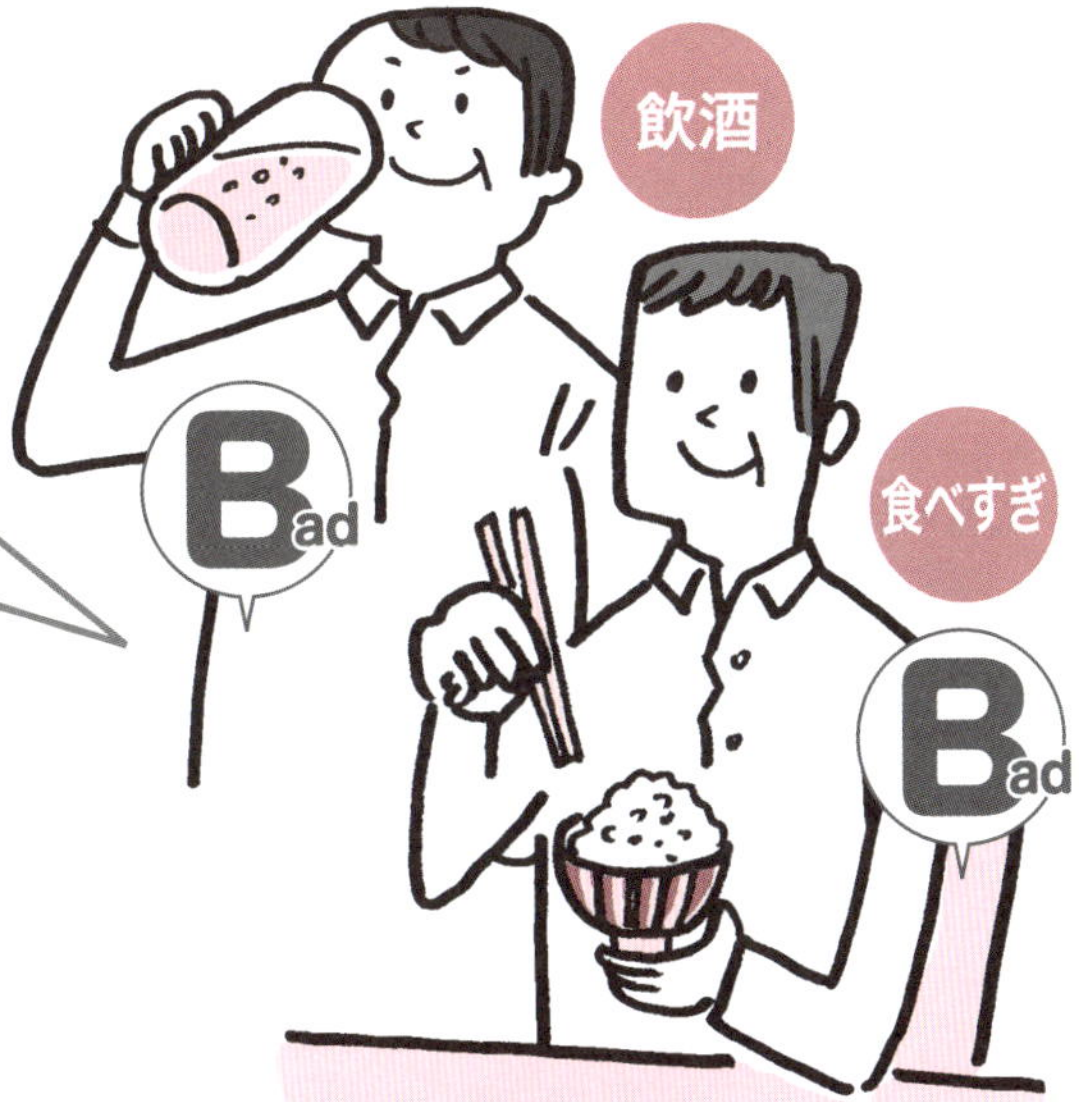

ここでカイゼン！

有酸素運動を毎日30分継続して脂肪を燃やす

▶詳しくは第2章p.64

中性脂肪が増加する

↓ これを放っておくと

エネルギーとして脂肪が使われず、肝臓にたまる

お酒をやめるとたくさんのメリットが

お酒をやめる

禁酒すれば、肝臓の負担は軽くなり、肝臓に脂肪がたまるのを防げる。その他にも、肥満やアルコール依存症なども防げる。ぜひ禁酒を！

- **有害物質が体に入らない**
- **分解する肝臓の仕事が減る**
- **肝臓にたまる脂肪が減る**

薬物治療

ウイルスを退治する
―インターフェロン治療

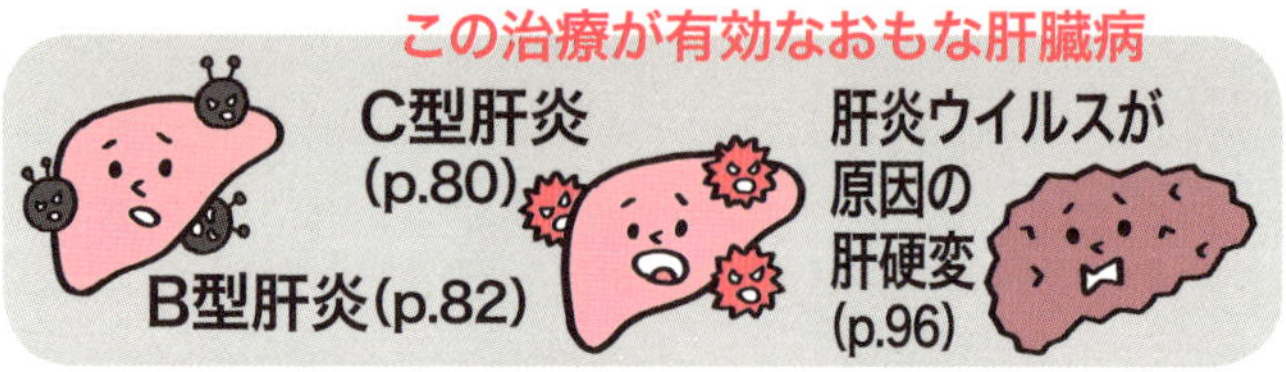

ウイルスの増殖をおさえる酵素を作らせる

インターフェロンが直接攻撃をするわけではない

インターフェロンがウイルスを死滅させるわけではない。肝細胞でウイルスの増殖をおさえる酵素を作る働きを助ける。

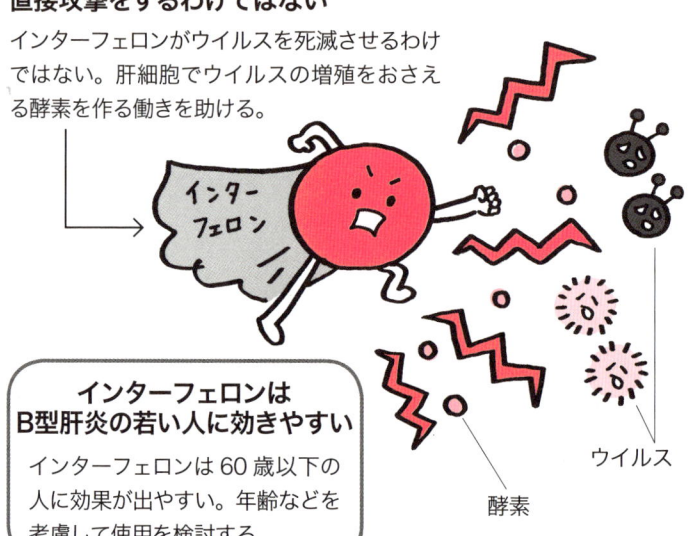

インターフェロンは B型肝炎の若い人に効きやすい

インターフェロンは 60 歳以下の人に効果が出やすい。年齢などを考慮して使用を検討する。

もともと体にある物質でウイルス退治を手助け

ウイルス性肝炎の治療は、インターフェロン治療が中心です。インターフェロンとは、もともと体内で作られているたんぱく質。ウイルスの増殖をおさえる働きがありますが、肝炎になると不足するので、注射で補充するのです。

以前は一部のC型肝炎には効きませんでしたが、改良型のペグインターフェロンが登場し、効果をあげています。

C型肝炎ウイルスは完全に排除できる

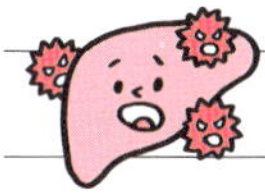

C型肝炎

ペグインターフェロン・リバビリン併用療法

ペグインターフェロンとリバビリン（p.117）を併用。単独使用よりもウイルス排除率が上がる。リバビリンは1日2回服用、ペグインターフェロンは週1回注射。

ペグインターフェロン単独療法

ペグインターフェロンを単独で注射する治療法。効果の持続時間が長いので、外来で週1回注射すればよい。自己注射は認められていない。

インターフェロン単独療法

従来型のインターフェロンを単独で注射する治療法。開始当初は2週間入院して毎日注射し、以降は外来で週3回注射。自宅で自己注射することも可能。

ウイルスの量や型で、投与するもの・投与期間が決まる※

初回の治療では……

ウイルスタイプが2型

- 低ウイルス量
  - 8〜24週間
  - 24〜48週間
- 高ウイルス量
  - 24週間
  - 24〜48週間
  - 48週間

ウイルスタイプが1型（国内のC型ウイルスの約70％）

- 低ウイルス量
  - 24週間
  - 24〜48週間
- 高ウイルス量
  - 48〜72週間
  - 2年間
  - 48〜72週間

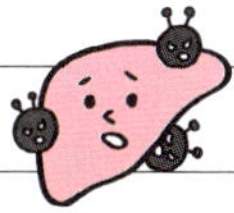

B型肝炎

35歳未満の人に用いられることが多い

B型肝炎では、原則としてHBe抗原が陽性の場合にインターフェロン治療がおこなわれる。とくに35歳未満で、ウイルス量が多くない場合には効果が出やすい。ただし、C型肝炎のようにウイルスを完全に排除することはできない。

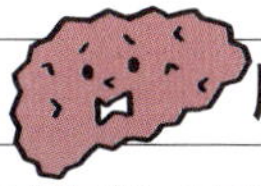

肝硬変

B型肝炎、C型肝炎ウイルスが原因の場合使用する

B型肝炎とC型肝炎が原因の肝硬変に対して、インターフェロン治療がおこなわれる。C型肝炎で2型（国内のC型肝炎の約3割を占める遺伝子の型）・低ウイルス量の場合には、ウイルスが排除されることが多い。

※「平成23年のC型慢性肝炎に対する初回治療ガイドライン」、『慢性肝炎の治療ガイド2008』（日本肝臓学会）より。

インターフェロンは家で注射することが可能

ペグインターフェロンの場合

↓

週1回の注射
医療機関でおこなう

インターフェロンの場合

↓

週3回の注射
自宅での注射が可能

副作用が辛ければ薬を変更することも

治療後1～2週間

風邪に似た症状（発熱、頭痛、関節痛など）
吐き気、倦怠感など

インターフェロン治療を開始すると、ほとんどの人に副作用が現れる。そのため、開始後1～2週間は入院治療し、副作用に対処する。

↓

治療後2～3ヵ月

うつ状態、脱毛

治療後２～３ヵ月すると、うつ状態や脱毛がみられることも。うつ状態がひどい場合には、インターフェロンを中止する。脱毛は治療をやめれば元に戻るが、気になる場合は病状によって薬の種類を変更することが可能。

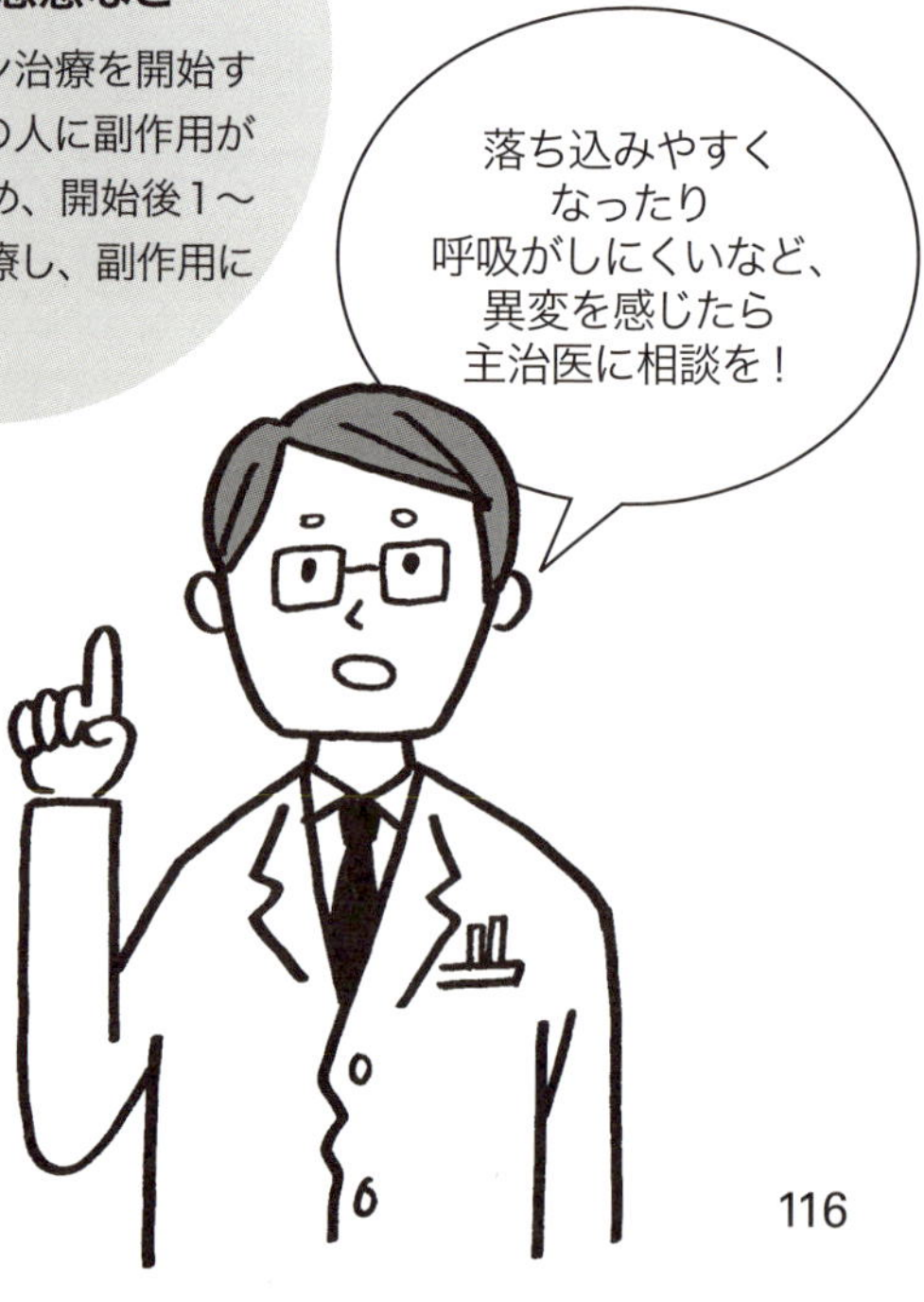
落ち込みやすく
なったり
呼吸がしにくいなど、
異変を感じたら
主治医に相談を！

ウイルス増殖をおさえる手助けをする
——抗ウイルス薬

B型、C型肝炎に有効な治療法

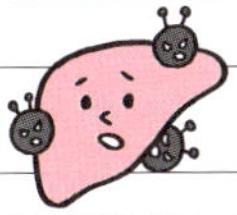

B型肝炎(p.82)に対する薬

B型肝炎には、「核酸アナログ」という抗ウイルス薬を用いる。ウイルスの増殖を抑制するが、遺伝子の中に入り、胎児に影響を与えるおそれがあるため、服用中は避妊をする。

エンテカビル
<1日1回服用>

2006年に承認された新薬
2006年に承認された。ラミブジンより効果が高く、耐性ウイルスも出現しにくい。現在、B型肝炎の代表的治療薬。

ラミブジン
<1日1回服用>

ウイルスの合成を阻む
副作用が少なく、効果が高いが、耐性ウイルスが出現するおそれはある。

↓ 耐性ウイルスが出たら

アデホビルピボキシル
<1日1回服用>

耐性ウイルスに対抗する
ラミブジンで耐性ウイルスが生じ、肝炎が再発した場合、アデホビルピボキシルを併用して、ウイルスの増殖をおさえる。

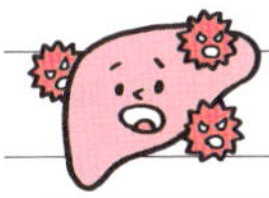

C型肝炎(p.80)に対する薬

リバビリン
<1日2回服用>

インターフェロンと併用する
インターフェロンと併用することで、ウイルスを排除する効果が高まる。治療1週目頃から副作用として溶血性貧血が起こるが、2週間ほどで治まることが多い。

プロテアーゼ阻害薬
<1日1回服用>

ウイルス量を減らすことができる
2011年6月現在、欧米で治験中の抗ウイルス薬。ペグインターフェロン・リバビリン併用療法に追加することで、従来の治療では効果がなかったC型肝炎にも効果が期待できる。

その他

それでもウイルスが退治できない場合は

―その他の治療法

ウイルスとたたかう治療法はまだまだある

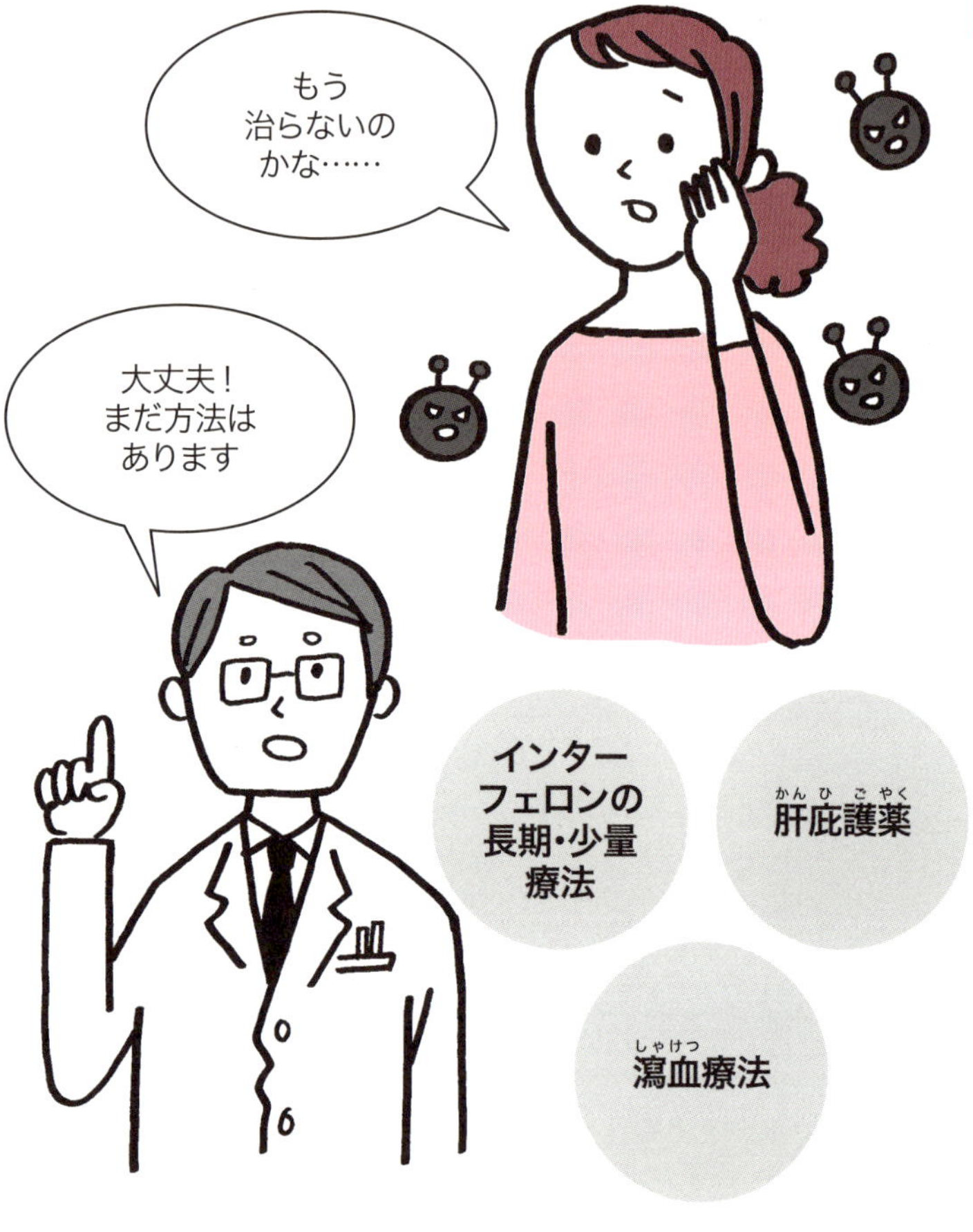
もう治らないのかな……
大丈夫！まだ方法はあります
インターフェロンの長期・少量療法
肝《かん》庇《ひ》護《ご》薬《やく》
瀉血《しゃけつ》療法

肝臓がんへ進行させないのが目標

年齢などの問題でインターフェロン治療が効かなかった人、副作用が出て中止した人、インターフェロン治療を受けることができない人も、あきらめる必要はありません。

インターフェロンを少量ずつ長期間使用する方法や肝庇護薬による治療、瀉血療法などにより、肝臓の炎症をおさえることで、肝臓がんのリスクを減らすことができます。

この治療が有効なおもな肝臓病

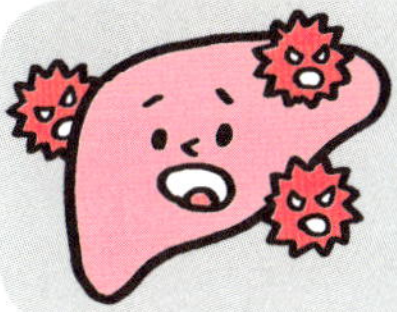

C型肝炎(p.80)

インターフェロンの長期・少量療法

通常の1/2の量のインターフェロンを長期使用

副作用が出にくい

肝臓がんの予防

▼

炎症をおさえ、病気の進行を遅らせる

通常のインターフェロン治療でウイルスが排除できなかったときに最初に試す治療法。インターフェロン単独の場合、自己注射を週に2～3回、通院は2週間に1回程度。

C型肝炎では鉄が悪さをする

C型肝炎
▼
鉄がたまる
▼
炎症をおこす

瀉血療法

採血をしてたまった鉄をとりのぞく

C 型肝炎になると肝臓内の鉄が過剰になり、炎症が悪化する。そこで、定期的に採血をして体内の鉄を不足した状態にすると、肝臓内の鉄が使われ、鉄が減る。採血は週に1回程度。

肝庇護薬(肝機能を改善する薬)

ウルソデオキシコール酸

内服薬。肝臓の炎症をおさえて、AST 値、ALT 値を下げる。C 型肝炎にのみ有効。副作用として、胃の不快感や下痢など軽い消化器症状が起こる可能性がある。

強力ネオミノファーゲンシー

注射薬。主成分はグリチルリチンで、AST 値、ALT 値（p.11）を下げる。副作用として、脱力感や高血圧が起こることも。ウルソデオキシコール酸と併用することもある。B 型肝炎にも有効。

肝硬変の合併症の治療

食道にできた「こぶ」の破裂を防ぐ
―内視鏡的結紮《けっさつ》療法、内視鏡的硬化《こうか》療法

この治療が有効なおもな肝臓病

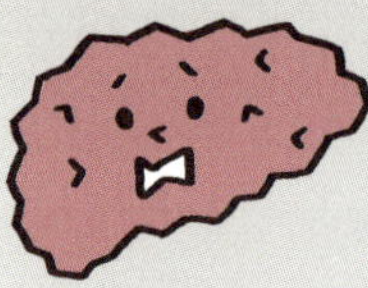

肝硬変で食道《しょくどう》・胃《い》静脈瘤《じょうみゃくりゅう》が起こった場合(p.98)

栄養を遮断、固める……「こぶ」の破裂を防ぐ

食道や胃の粘膜下にこぶができる「食道・胃静脈瘤」は、破裂すると出血して命に関わることがある。破裂を防ぐために、以下の治療をおこなう。

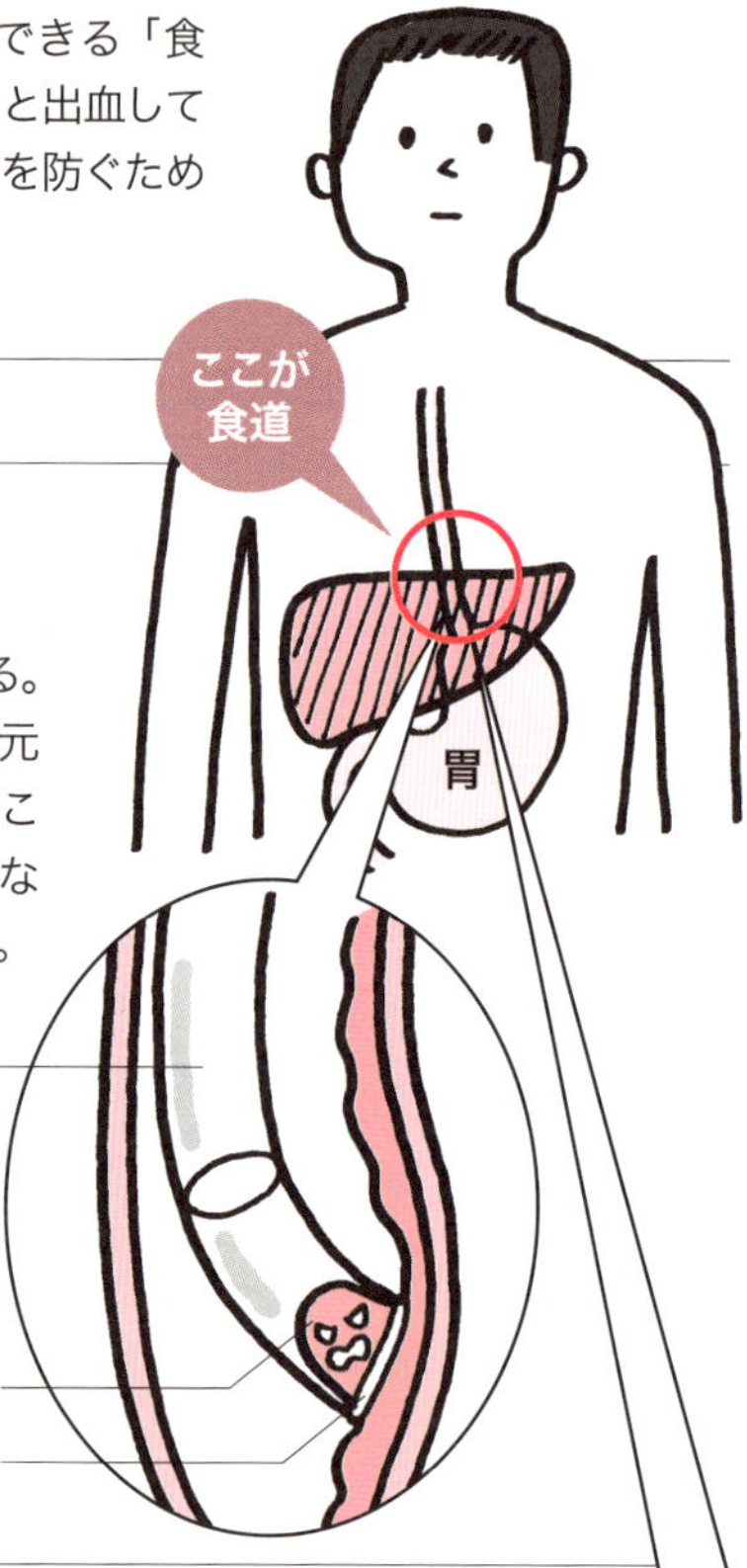

内視鏡的結紮療法

静脈瘤をゴムで留め、血液の流入を止める

口から食道に内視鏡を入れる。静脈瘤を吸引して、こぶの根元にゴムをかけて血流を止め、こぶを壊死させる。食道の大きな静脈瘤に対しておこなわれる。

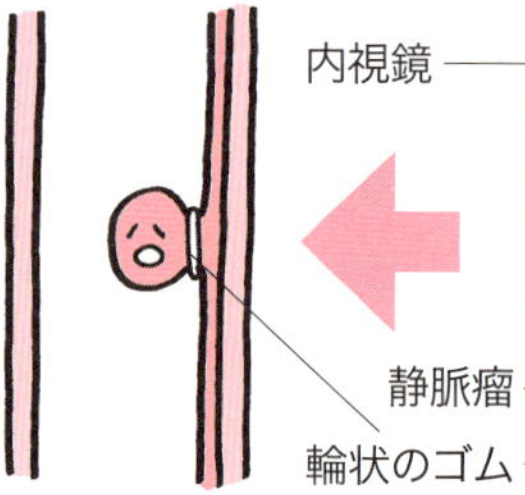

内視鏡的硬化療法

静脈瘤を固める

口から内視鏡を入れる。内視鏡の先端についた針でこぶに硬化剤を注入し、こぶを固める。小さな静脈瘤も治療できる。ただし、黄疸《おうだん》や腹水《ふくすい》の強い人にはおこなえない。

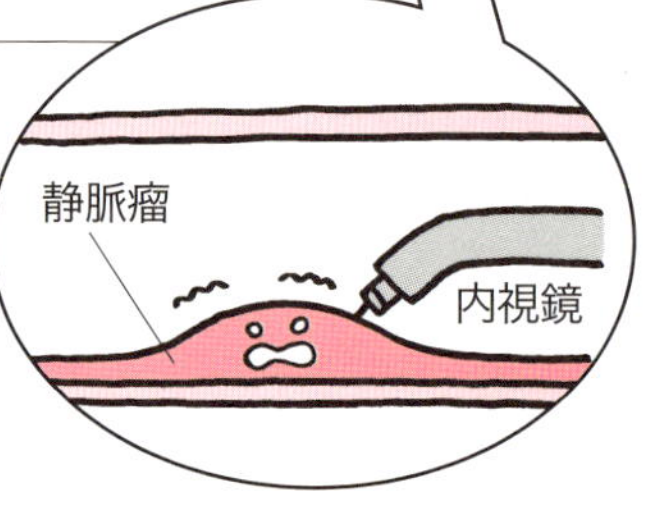

状態に合わせた最善の治療をおこなう

――内科的局所療法

がんの大きさや進行度で治療は変わる

肝臓がんの治療は、以前は肝切除手術が主流でした。しかし、現在では、切らずに治す内科的局所療法が普及し、手術が適さないケースにも効果をあげています。

治療法は、がんの進行度と肝機能の状態などをチェックしたうえで決定します。内科的局所療法も難しい場合には、抗がん剤を使う化学療法がおこなわれます。

体への負担が少ない治療法

内科的局所療法は、お腹を開かなくてすむため、体への負担が少ない。がんの大きさが3cm以内、数が3個以内、転移がなく、肝機能が良好な場合におこなわれる。

治療法の決定プロセス

肝臓がん

血液検査＋画像検査

どれくらい進行しているか？
個数、大きさ、血管への広がり、転移の有無をチェック

肝機能はどのくらいか？
肝硬変の重症度をチェック（p.97）

治療法を決定

外科的治療（手術）→p.124

内科的局所療法（手術なし）→p.122

その他にも

分子標的薬（p.125）や、強い超音波をあてる「集束超音波療法」、放射線の一種「重粒子線」を用いた治療なども。どれも難しい場合は痛みをやわらげる緩和治療をおこなう。

切らずにがんを治療する内科的局所療法

ラジオ波焼灼《しょうしゃく》療法

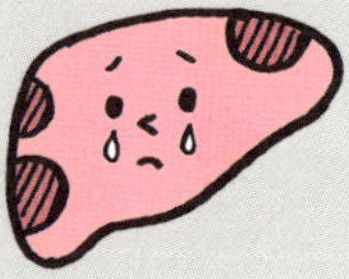

こんながんに有効

- 大きさが3cm以下
- 3個まで
- 他の臓器への転移がない

基本データ

- 麻酔→局所麻酔
- 入院期間→約1週間〜10日

広くおこなわれるようになった注目の治療法

比較的新しい治療法。がん細胞だけを狙って治療するので体への負担が少なく、手術と同程度の効果が得られる。初期の肝臓がんに対してもっとも多くおこなわれている。

ラジオ波を使い、がんを焼く

お腹に超音波の端子をあてて超音波画像を見ながらおこなう。電極針を皮ふから直接がんに刺し、ラジオ波を通電してがんを焼き、壊死させる。

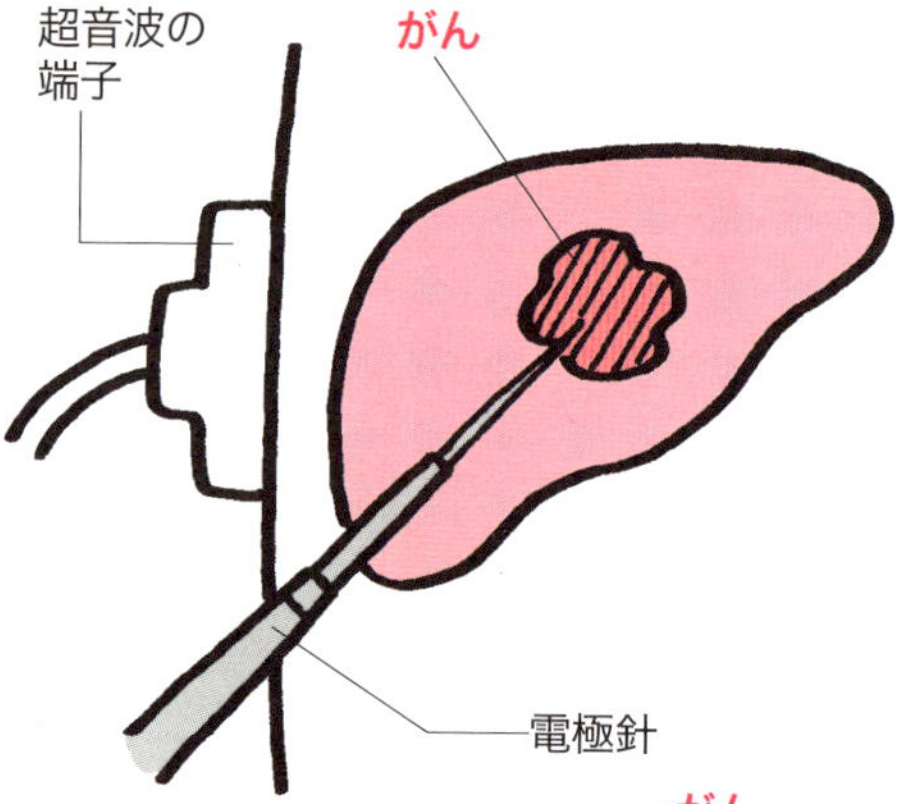

肝動脈塞栓《そくせん》術

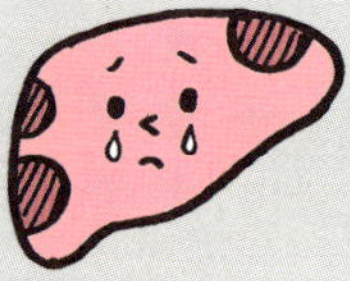

こんながんに有効

- 他の臓器への転移がない
- 肝硬変の重症度(p.97)がAかB

肝動脈をふさいで壊死させる

肝臓がんに栄養を送っている肝動脈をふさいで、がんを壊死させる治療法。足の付け根から肝動脈へカテーテルを挿入し、肝動脈内にゼラチンスポンジをつめて血流を止める。

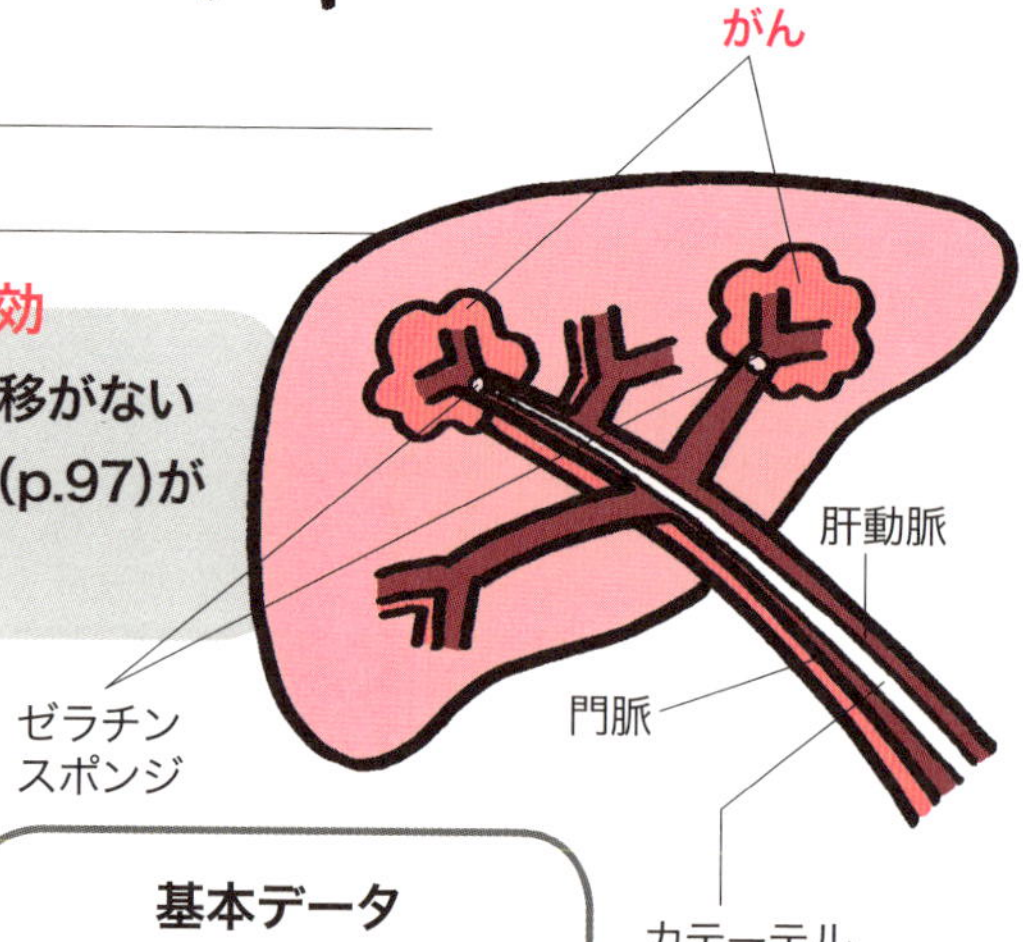

基本データ

- 麻酔→局所麻酔
- 入院期間→約10日

エタノール局注療法

こんながんに有効

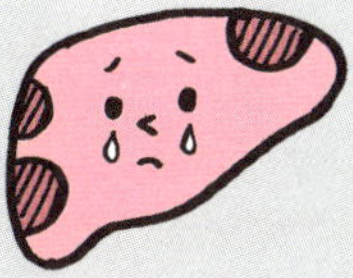

- 大きさが2cm以下
- 他の臓器への転移がない

基本データ

・麻酔→局所麻酔

・入院期間→約1ヵ月

エタノールでがんを壊死させる古くからの手法

皮膚から直接がんに組織生検針を刺し、エタノールを注入してがんを凝固、壊死させる。数回の治療が必要。古くからおこなわれている治療法だが、現在では少なくなっている。

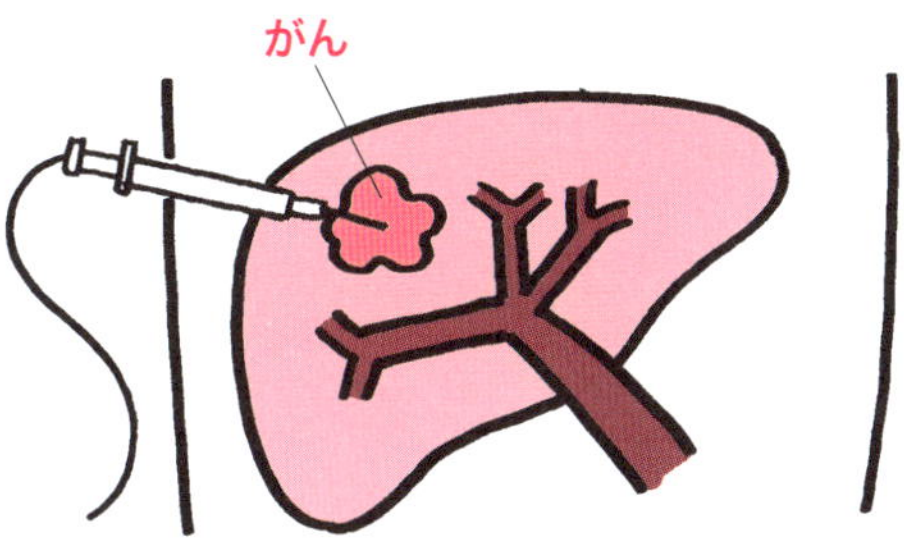

内科的局所療法、手術などがむずかしい場合

動注化学療法

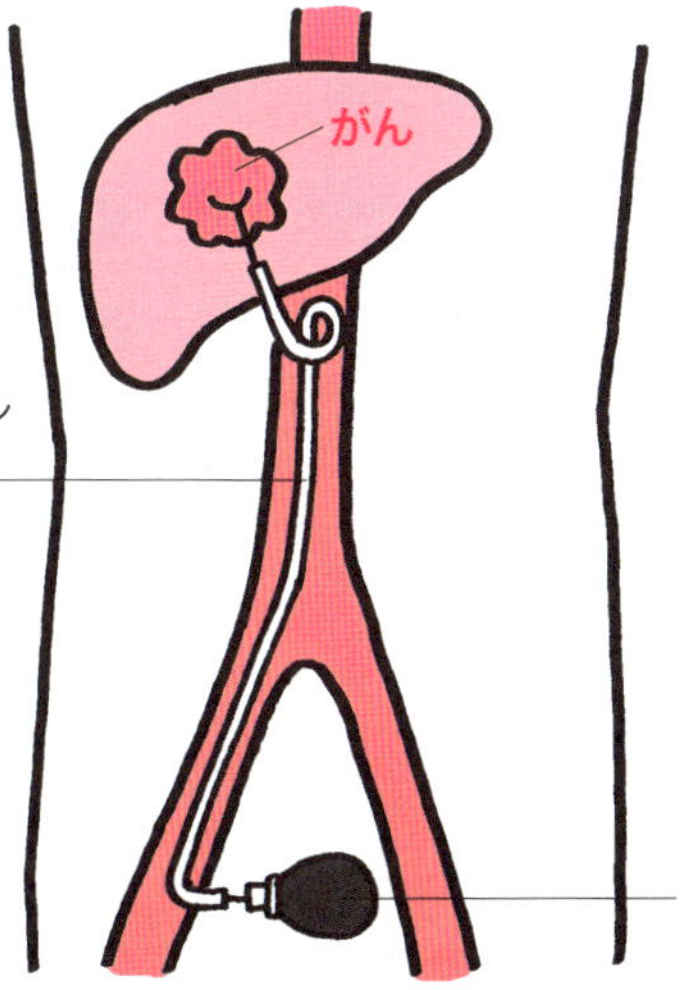

体の中の袋に抗がん剤を注入する

体内にリザーバーという袋を埋め込み、肝動脈にカテーテルを通す。体外からリザーバーに針を刺して抗がん剤を注入すると、抗がん剤がカテーテルを通じてがんに送り込まれる。定期的な入院が必要。

基本データ

・麻酔→局所麻酔

・入院期間→抗がん剤を注入するために毎月2週間入院

肝臓がんの治療

手術で病気そのものをとりのぞく

—外科的治療

高い再生力をもつ肝臓だからできる治療

肝臓は再生能力が高く、肝機能が良好ならば、肝切除がもっとも効果的です。手術後、肝機能は回復します。病変部の周囲までとりのぞくので、再発を予防する効果が高い一方、体への負担が大きいというデメリットもあります。

他の治療ができない場合、健康な人の肝臓を移植し、再生をはかる生体肝移植という方法もあります。

がん周辺の肝臓を切りとる肝切除

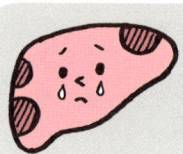

こんながんに有効

- がんが1個
- 他の臓器への転移がない
- 血管への広がりがない

どのくらい肝機能が残っているかがポイント

肝臓がんの人の多くは肝硬変も進んでいるが、肝機能に余力がないと手術はできない。血液検査をして肝機能を調べ、肝障害の程度が軽い場合に手術が検討される。

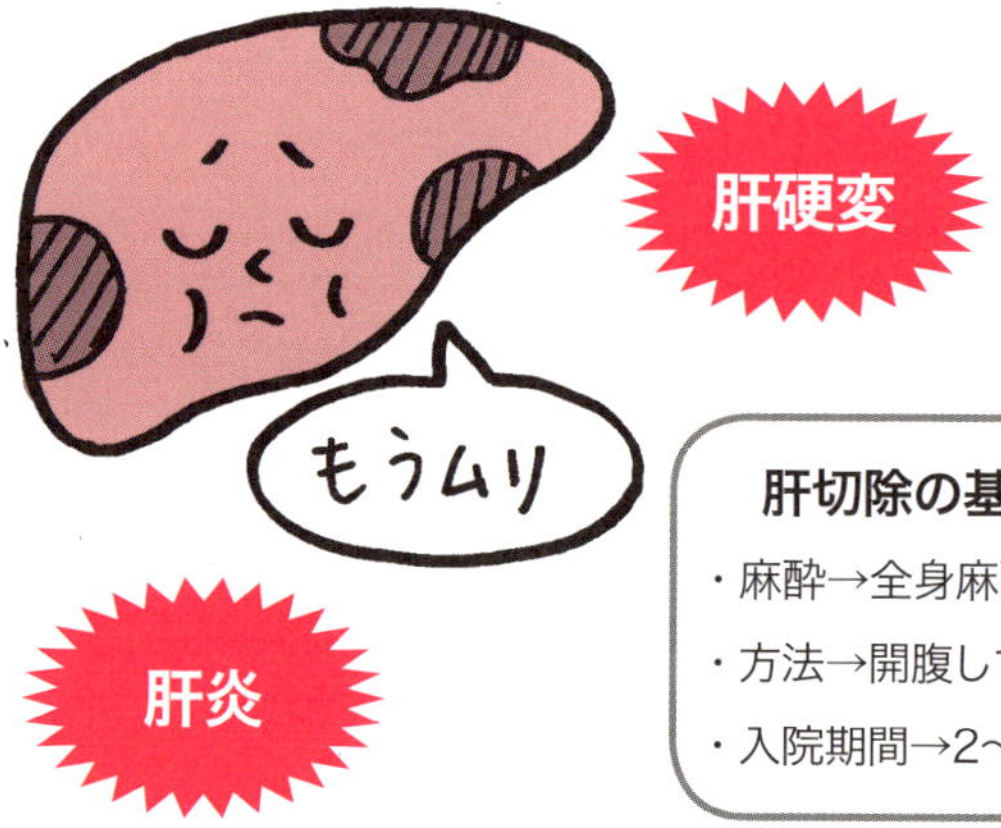

肝切除の基本データ

- 麻酔→全身麻酔
- 方法→開腹して手術
- 入院期間→2〜3週間

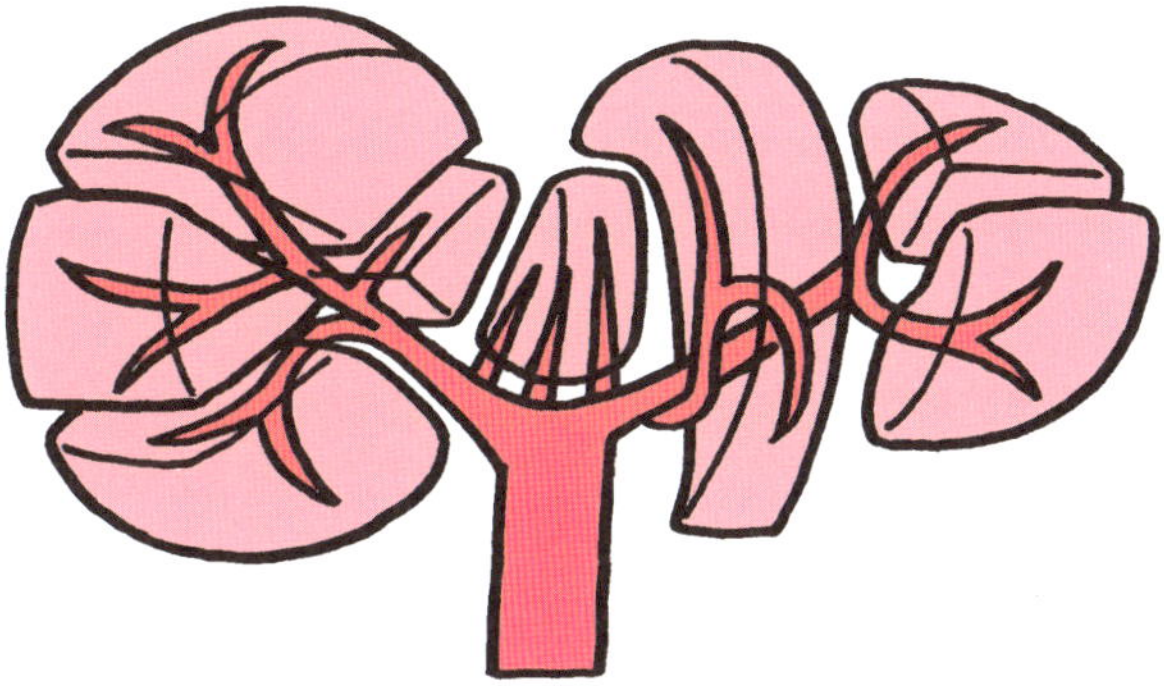

門脈に沿って8つのパーツに分けて考える

肝臓は門脈に沿って８つの区域に分けられる。肝臓がんは肝臓内に転移しやすい。肝切除では、がんのある区域全体をとりのぞくことで、再発のリスクを下げる。

最終的な手段としての生体肝移植

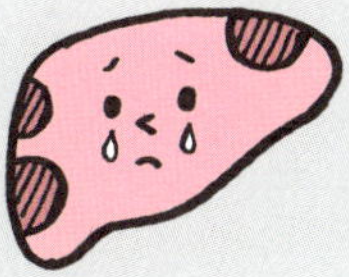

こんながんに有効

- 生命維持がむずかしいくらい肝機能が低下
- 他の臓器への転移がない
- 血管への広がりがない

2004年から成人にも保険が適用されるようになった

日本では 2004 年から成人の生体肝移植の一部に健康保険が適用されるようになった。移植後の拒絶反応や肝臓提供者の術後合併症などもあるので、慎重な検討が必要。

健康な肝臓の一部を移植し、再生させる

病変のある肝臓を摘出し、健康な人の肝臓の一部を移植する。肝臓の再生能力により、移植を受けた人の肝臓も提供者（ドナー）の肝臓もやがて元の大きさに戻る。2010 年 7 月に臓器移植法が改正され、脳死移植は以前よりも大幅に増えている。

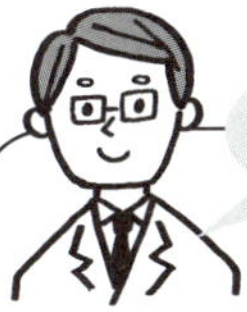

One Point Advice

進行した肝臓がんには新しい薬「分子標的薬」を

近年、肝切除をできない進行した肝細胞がんに対して、活発ながん細胞にだけ働きかける分子標的薬が使えるようになりました。手足の皮ふがむけるなどの副作用があります。使用できる医療機関は限られています。

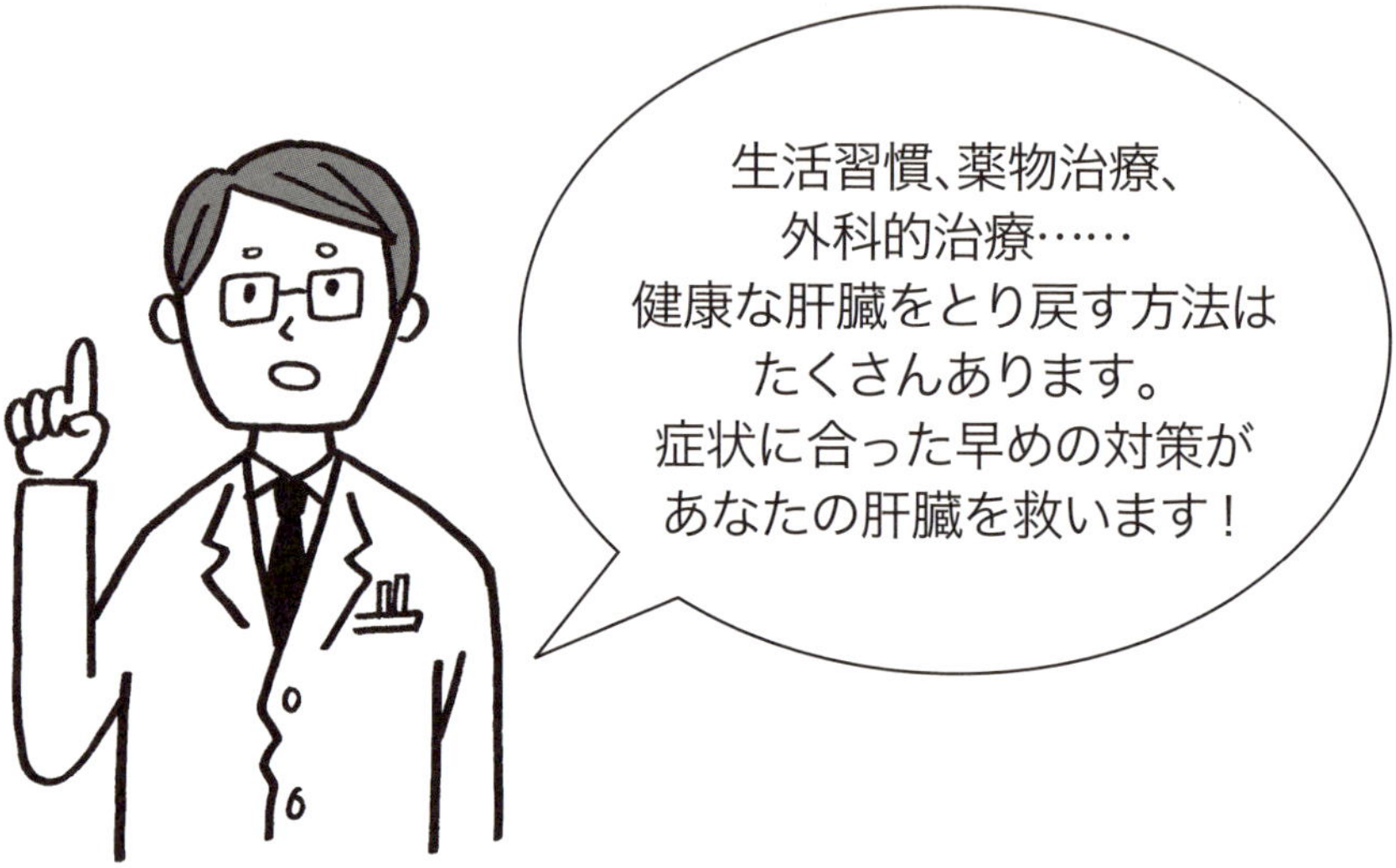
生活習慣、薬物治療、
外科的治療……
健康な肝臓をとり戻す方法は
たくさんあります。
症状に合った早めの対策が
あなたの肝臓を救います！

参考文献

『『栄養と料理』フーズデータ<4>　エネルギーを下げる料理のしかた早わかり』（女子栄養大学出版部）

「NHKきょうの健康」（NHK出版）

『肝臓の検査でひっかかった人が読む本』廣岡昇（主婦と生活社）

『肝臓病　健康な肝臓をとり戻す』熊田博光（法研）

『健康ライブラリー　イラスト版　肝臓の病気が気になる人へ』熊田博光監修（講談社）

『健康ライブラリー　イラスト版　防ぐ、治す　肝臓ガンの最新治療』飯野四郎監修（講談社）

『最新版　からだに効く　栄養成分バイブル』中村丁次監修（主婦と生活社）

『NASH・NAFLDの診療ガイド』日本肝臓学会編（文光堂）

『はじめて読む肝臓病の本』熊田博光監修（宙出版）

『病気がみえる　vol.1 消化器　第４版』医療情報科学研究所編（メディックメディア）

「別冊　NHK　きょうの健康　肝臓・胆のう・すい臓の病気 最新情報」小俣政男総監修（NHK出版）

「別冊　NHK　きょうの健康　肝炎・肝硬変・肝がん　治療法はここまで進んだ！」林紀夫総監修（NHK出版）

『慢性肝炎の治療ガイド 2008』日本肝臓学会編著（文光堂）

『名医の図解　肝臓・胆のう・すい臓の病気をよくする生活読本』横山泉（主婦と生活社）

日本肝臓学会ホームページ　http://www.jsh.or.jp

日本年金機構ホームページ　http://www.nenkin.go.jp

泉並木（いずみ　なみき）

1978年東京医科歯科大学医学部卒業。専門は消化器病学、特に肝臓病。

武蔵野赤十字病院副院長兼消化器科部長。

日本消化器病学会評議員・指導医、日本内科学会認定内科指導医、日本肝臓学会評議員・指導医・演題選定委員・広報担当委員など学会活動多数。

装幀　石川直美（カメガイ デザイン オフィス）
写真　Images.com/Corbis/amanaimages
本文デザイン　はいちデザイン（永瀬美奈子）
本文イラスト　伊藤和人
校正　佐野裕美
編集協力　中山恵子、オフィス201（高野恵子、荒井未央）
編集　鈴木恵美（幻冬舎）

健康診断で肝臓の数値が気になるとき読む本

2011年8月5日　第１刷発行

監修者　泉　並木
発行人　見城　徹
編集人　福島広司

発行所　株式会社 幻冬舎
〒151-0051　東京都渋谷区千駄ヶ谷4-9-7
電話　03-5411-6211（編集）　03-5411-6222（営業）
振替　00120-8-767643
印刷・製本所　図書印刷株式会社

検印廃止

ISBN978-4-344-90229-9 C2077
Printed in Japan
幻冬舎ホームページアドレス　http://www.gentosha.co.jp/
この本に関するご意見・ご感想をメールでお寄せいただく場合は、comment@gentosha.co.jpまで。